Werner Stumpf

SO HILFT HOMÖOPATHIE BEI
KINDER-
KRANKHEITEN

Erbrechen, Blähungen, Durchfall,
Beschwerden beim Zahnen, Schnupfen,
Husten, Hals- und Ohrenschmerzen,
Masern, Windpocken, Mumps, Röteln,
Schulangst, Konzentrationsschwäche
homöopathisch behandeln.

Mit einem Vorwort von
Dr. med. Otto Eichelberger

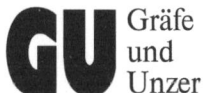

GU Gräfe
und
Unzer

Zu den Umschlagfotos

Colorplate- und Plasmaprint-Verfahren wurden von Dipl. Ing. Dieter Knapp (Privates Forschungsinstitut für Radiästhesie und Biophysik, Fürth/Odenwald) aus der Kirlian-Fotografie entwickelt. Mit diesen Aufnahmeverfahren lassen sich bioenergetische Strahlungsfelder nicht nur des Menschen (→ Umschlagseite 2), sondern auch von homöopathischen Mitteln (→ Umschlagseite 3 und Umschlagrückseite) sichtbar machen.

Werner Stumpf

Heilpraktiker mit Ausbildung in »Klassische Homöopathie«, unter anderem bei Dr. Eichelberger. Praxis in München.

Dr. med. Otto Eichelberger

Arzt und Dozent für »Klassische Homöopathie«. Praxis in München.

Cip-Titelaufnahme der Deutschen Bibliothek

Stumpf, Werner:

So hilft Homöopathie bei Kinderkrankheiten: Erbrechen, Blähungen, Durchfall, Beschwerden beim Zahnen, Schnupfen, Husten, Hals- und Ohrenschmerzen, Masern, Windpocken, Mumps, Röteln, Schulangst, Konzentrationsschwäche homöopathisch behandeln / Werner Stumpf. – 1. Aufl. – München: Gräfe und Unzer, 1989
(Ganzheitlich leben)
ISBN 3-7742-5075-8

Redaktion: Doris Schimmelpfennig-Funke
Lektorat: Verena Zemme
Typographie: Robert Gigler
Herstellung: Felicitas Holdau
Fotos: Dieter Knapp
Umschlaggestaltung: Heinz Kraxenberger
Reproduktion: SKU Reproduktionen GmbH
Druck und Bindung:
Buch- und Offsetdruckerei Wagner GmbH
ISBN 3-7742-5075-8

Wichtiger Hinweis

In diesem *GU Homöopathie-Ratgeber* ist die Behandlung der klassischen Kinderkrankheiten und anderer Beschwerden, die bei Kindern häufig auftreten, mit homöopathischen Mitteln dargestellt. Jeder Leser ist aufgefordert, in eigener Verantwortung zu entscheiden, ob und inwieweit er die Homöopathie bei der Behandlung des erkrankten Kindes für geeigneter hält als die »Schulmedizin«. Wichtig: Beachten Sie unbedingt die als »wichtig« gekennzeichneten Hinweise zu den einzelnen Beschwerden, halten Sie sich genau an die Dosierungsvorschriften. Sobald Sie sich über Schwere und Verlauf einer Erkrankung unsicher sind, müssen Sie den Arzt hinzuziehen. Riskieren Sie nichts!

Inhalt

Ein Wort zuvor

Der Autor versteht es wie immer, die nicht ganz leichte Kost der »Sanften Heilweise« auch für dieses Buch trefflich zuzubereiten. Es geht dieses Mal nicht um die Selbstbehandlung einer Beschwerde, sondern um eine eigenverantwortliche Medikation für Erkrankungen von Kindern.

Nun, die Similemedizin besitzt potente Heilmittel auch für diese »Zufälle« in einer sonst nicht bekannten Fülle. Die Arzneien sind nicht schematisch zu verschreiben. Eine exakte Erkundung der Symptome und Zeichen des Geschehens ist erforderlich. Das zu verwirklichen, vermitteln die Arzneibeschreibungen dieses Buches. Es ist möglich, Übel in die Kur zu nehmen, die nicht einer unmittelbaren fachärztlichen Betreuung zuzuführen sind.

Im übrigen treten Leiden auf den Plan, die allein für diese Entwicklungsphasen des Menschen charakteristisch sind. Es handelt sich um etwas Zeitspezifisches in einem Ausmaß und von einer Art, wie das im weiteren Lebensablauf nicht bekannt ist; die Kindheit, vom Säuglingsjahr angefangen, ist etwas Einmaliges. Beim Säugling beispielsweise formiert sich eine Bakterienflora des Verdauungstraktes, die später eine völlige Veränderung erfährt.

All das führt zur logischen Konsequenz einer differenziert zu gestaltenden Homöotherapie auf der Grundlage eines breitgefächerten Mittelarsenals. Ungewöhnlich viele überschaubare, nicht gravierende Störungen, kurzfristig entstanden, sind gemäß den obengenannten Kriterien erfolgreich zu beeinflussen.

Das erste Jahrsiebt bis zum Zahnwechsel bringt im übrigen wesentlich mehr Anfälligkeiten als der Zeitraum der Pubertät. Dieser Abschnitt zeigt sich bekanntlich als der »gesündeste« überhaupt.

Der sachkundige Therapeut selbst findet auf dem Gebiet der Kinderheilkunde ein reiches Arbeitsfeld, auf dem er viel, sehr viel Gutes bewirken kann.

Dr. med. Otto Eichelberger

Selbstbehandlung mit homöopathischen Mitteln

Homöopathie ist eine Erfahrungsheilkunde. Sie schöpft ihr Wissen aus der Beobachtung des kranken Menschen und der vielen Symptome der einzelnen Krankheiten. Ihr Interesse gilt dabei nicht zuerst den Krankheiten, sondern dem erkrankten Menschen.

Was ist der Grund für die Erkrankung? – Warum drückt sich das Leiden in diesen Symptomen aus und nicht in anderen? – Das sind Fragen, die der Homöopath sich jedesmal aufs neue stellt. Jedes Leiden, jede Krankheit ist aus seiner Sicht einmalig und kann nur durch genaue Beobachtung erkannt und erfahren werden.

Homöopathie ist auch eine Ganzheitsmedizin: Sie geht davon aus, daß immer der ganze Mensch erkrankt, nicht nur einzelne Körperteile, nicht nur ein einzelnes Organsystem. Den Menschen als Ganzes sehen bedeutet, das, was ihn beseelt, das was seinen Funktionen einen Sinn gibt, in die Betrachtung einzubeziehen. Bei der homöopathischen Behandlung werden Körper, Seele und Geist gleichermaßen beachtet und geheilt. Diese Behandlung ist optimal für den kindlichen Organismus: Für das Baby (1. Lebensjahr) genauso wie für das Kleinkind (1 bis 4 Jahre), das Kind »im Kindesalter« (4 bis 6 Jahre) und auch für das Schulkind (6 bis 12 Jahre). Homöopathika werden aus natürlichen Substanzen gewonnen, und sie regen den Organismus auf natürliche Weise zur Selbstheilung an – ohne die herkömmlichen unerwünschten Nebenwirkungen.

So wird das Kind von Anfang an darauf »trainiert«, aus eigener Kraft gesund zu werden. Natürlich soll und kann bei sehr schweren Erkrankungen nicht auf den Einsatz der chemischen Präparate verzichtet werden – aber bei einfacheren Beschwerden und Krankheiten, wie sie in diesem Buch beschrieben werden, erhält die Behandlung mit Homöopathika die Vitalität des kleinen Patienten. Das körpereigene Abwehrsystem wird durch chemische, oft körperfremde Stoffe nicht belastet oder geschwächt, und es geht aus der erfolgreich überwundenen Krankheit sogar gestärkt hervor.

Das Prinzip der homöopathischen Heilmethode

Die Entdeckung des Arztes Dr. Samuel Hahnemann (1755 bis 1843), daß *Ähnliches durch Ähnliches geheilt* wird, ist das wichtigste Prinzip homöopathischer Heilkunde.

Hahnemann hat dieses Heilgesetz im Selbstversuch mit Chinarinde erkannt – einer seinerzeit bei Wechselfieber häufig gebrauchten Arznei. Weil er sich mit den üblichen Erklärungen für ihre Heilwirkung nicht zufriedengeben konnte, nahm er Chinarinde ein, um ihre Wirkung zu prüfen. Daraufhin stellte er, der ja eigentlich gesund war, fest, daß er plötzlich Wechselfieber bekam! Die Krankheitssymptome, die eindeutig durch das Arzneimittel erzeugt worden waren, dauerten nur wenige Stunden an, kamen aber wieder, sobald Hahnemann erneut von der Arznei einnnahm. Aus diesen Selbstversuchen folgerte er:

Eine bestimmte Arznei ist dann für einen Kranken »passend«, wenn er die Symptome zeigt, die diese Arznei an einem Gesunden hervorgerufen hatte.

Das Ähnlichkeitsgesetz, Ähnliches wird durch Ähnliches geheilt, bestimmt die Wahl homöopathischer Arzneien. Um nach diesem Gesetz heilen zu können, bedarf es einer genauen Arzneikenntnis. Durch die Prüfung von natürlichen mineralischen, tierischen und pflanzlichen Substanzen an gesunden Menschen und durch die Praxiserfahrung homöopathisch behandelnder Ärzte ist es zu umfangreichen Symptomsammlungen gekommen; sie wurden nach charakteristischen Merkmalen geordnet. Auf diese Weise entstanden kleine und große Arzneimittelbilder; manche Arzneien erzeugen an Gesunden nur zehn bis zwanzig Symptome, andere zwei- bis dreitausend.

Die Symptome, die eine homöopathische Arznei bei gesunden Menschen auslösen kann, reichen von Kopf bis Fuß, betreffen jedes Organsystem und nehmen Einfluß auf das Wesen des Menschen – seinen Gemütsbereich. Entsprechend kann ein und dasselbe Mittel auch die unterschiedlichsten Beschwerden eines erkrankten Menschen heilen: In der Homöopathie hat also nur jenes Mittel eine Wirkung, das genau zum Befinden des Kranken paßt – zu seinem *Beschwerdenbild* .

Es erzeugt beim Kranken eine Resonanz, wie ein Redner bei seinem Publikum eine Resonanz erfährt oder wie die Resonanz zwischen zwei Menschen zu Sympathie füreinander führen kann. Resonanz ist etwas Verbindendes. In der Homöopathie verbindet sie das passende Mittel mit den Beschwerden des Menschen.

So entsteht die homöopathische Arznei

Die Ursubstanzen der homöopathischen Medikamente durchlaufen während vieler Zubereitungsstufen einen Umwandlungsprozeß, so daß letztlich nur noch verschwindend wenig oder auch gar nichts mehr vom Ausgangsstoff im Mittel nachweisbar ist.

Hier ein Beispiel: In einem Fläschchen Belladonna D 12 ist so viel von der Ursubstanz Belladonna, der giftigen Tollkirsche, als hätten Sie einen Tropfen davon in den Bodensee fallen lassen, kräftig darin umgerührt und dann ihr Fläschchen mit dem Bodenseewasser gefüllt. Belladonna D 12 bedeutet also rechnerisch, daß ein Tropfen der Urtinktur mit einer Million mal einer Million Tropfen Verdünnungsmittel vermischt wird. Dies wäre dann allerdings nur eine normale Verdünnung. Sie könnte nie bewirken, was die Homöopathie erreicht.

In der Homöopathie wird ein Mittel nicht einfach nur verdünnt oder verwässert, sondern potenziert.

Was bedeutet *Potenzierung*? Um zu dem homöopathischen Mittel Belladonna D 12 in Tropfenform zu gelangen, werden folgende Zubereitungsschritte unternommen: 1 Tropfen der Ursubstanz Belladonna wird mit 9 Tropfen Alkohol gemischt. Diese Mischung erhält zehn Schüttelschläge, wir haben Belladonna D1. Dieser Mischung wird 1 Tropfen entnommen, der wieder mit 9 Tropfen Alkohol gemischt und mit zehn Schüttelschlägen versehen wird. Dadurch haben wir Belladonna D 2 erhalten. Sie können sich vorstellen, wie alles weiterläuft, bis man Belladonna D 12 erhält.

Nach dem gleichen Prinzip werden auch Tabletten, Pulver und Kügelchen, die Globuli, hergestellt. Hier mischt man 1 Teil der Ursubstanz mit 9 Teilen Milchzucker. Diese Mischung wird eine bestimmte Zeit in einem Mörser verrieben. Zur weiteren Potenzierung wird wie bei den Tropfen verfahren.

Sind Sie nun enttäuscht? Haben Sie sich mehr unter der geheimnisvollen Potenzierung vorgestellt? Es steckt in der Tat wesentlich mehr dahinter, als der so einfach beschriebene Vorgang vermuten läßt!

Die homöopathische Arznei – ein Informationsträger

Aufgrund der Potenzierung überträgt sich etwas vom Wesen einer Ursubstanz auf den Verdünnungsstoff. Potenzierung bedeutet also: Stoffliches wird Schritt für Schritt in etwas Unstoffliches verwandelt. In unserem Beispiel hört die Pflanze Belladonna auf, als biologisch-physikalische Substanz zu existieren. Sie überträgt jedoch ihre Eigenschaften auf eine als Medium dienende Substanz. Sie hat nicht aufgehört, Belladonna zu sein, doch existiert sie in einer Weise weiter, die wir bisher nicht von ihr kannten: Durch Potenzierung verliert sie ihren nachweisbaren stofflichen Charakter und verwandelt sich mehr und mehr in Energie und Information.

Das ist gar nicht so verwunderlich, wenn man bedenkt, daß alles, was existiert, nicht nur als Materie besteht, sondern auch als Energie in einem »feinstofflichen« Bereich. Ein einfaches Beispiel soll Ihnen diesen Gedankengang verdeutlichen: Stellen Sie sich vor, Sie leben in einer Zeit, in der es weder Schallplatten noch Tonbandaufzeichnungen gibt, auch kein Radio. Nun kommt einer daher mit einem kleinen Kasten in der Hand, aus dem Musik ertönt. Sie hören die Ouvertüre zu Mozarts »Zauberflöte« und staunen nicht schlecht; wie soll ein ganzes Orchester in so einen kleinen Kasten passen? Der fremde Mann holt eine flache Kassette aus dem Kasten, in der ein braunes Band aufgespult ist, und sagt Ihnen, daß die Musik vom Band kommt. Sie halten den Mann wahrscheinlich für verrückt und das Ganze für einen Spuk. Sie wissen noch nichts davon, daß man Musik umwandeln kann in elektronische Schwingungen, die als Information

auf Magnetband gespeichert werden. So, wie in einer Musikkassette nur die Information der Musik aufgezeichnet worden ist, sind auch in Homöopathika nur Informationen in energetischer Form gespeichert.

Die Umwandlung von mineralischen, pflanzlichen und tierischen Substanzen zu einer neuen, feinstofflichen Qualität, die als Information auf einer neutralen Substanz wie Alkohol oder Milchzucker gespeichert wird, nennt man Potenzierung.

Als Energie und Information können homöopathische Medikamente körperliche, seelische und geistige Beschwerden auf einer anderen Ebene heilen, als wir es von den üblichen grobstofflichen Substanzen gewohnt sind.

So nimmt Ihr Kind die Arznei richtig ein

Alle homöopathischen Arzneien, die ich Ihnen in diesem Buch vorstelle, können Sie rezeptfrei in der Apotheke erwerben. Es gibt sie auch als Tropfen und als Tabletten; bei den Kindern aber sind die Globuli (= Milchzuckerkügelchen) sehr beliebt, die man im Mund zergehen läßt. Alle Homöopathika sind preiswert und über viele Jahre haltbar, wenn sie vor Licht und großer Hitze geschützt werden.

Bei Kindern ist die Einnahme problemlos; Säuglinge und Kleinkinder können mit den Globuli noch nichts anfangen und spucken sie meist wieder aus: Lösen Sie die Globuli in 1 Eßlöffel Wasser auf (5 Minuten im Wasser stehen lassen), und geben Sie den kleinen Patienten diese Lösung ein, oder mischen Sie sie unters Essen.

Zusätzliche Heilmittel-Anwendungen wie Tees, Inhalationen, Einreibungen, Wickel und Wasseranwendungen habe ich in der Regel nicht empfohlen. Zwar lindern sie den Schmerz, doch gleichzeitig schwächen sie die Symptome der Krankheit ab, die zu kennen für die Mittelwahl notwendig ist. Auch ätherische Öle wie Kampfer, Eukalyptus und Pfefferminze können die Arzneiwirkung beeinträchtigen. Vorsicht: sie sind in vielen Mitteln zum Einreiben und Inhalieren enthalten. Vom Arzt verordnete Medikamente beeinträchtigen die Wirkung der homöopathischen Mittel in den meisten Fällen nicht, doch sollten sie nicht gleichzeitig mit dem Homöopathikum eingenommen werden.

Wichtig: In seltenen Fällen kann es nach der erstmaligen Einnahme einer Arznei zu einer kurzzeitigen Verschlimmerung der Beschwerden kommen. Dieses Phänomen heißt *Erstverschlimmerung* und ist eine Heilreaktion, die bald nachlassen wird – setzen Sie das Mittel so lange aus, bis diese Beschwerden vorüber sind.

Die Dosierung

Dosierungsvorschrift 1:
Stündlich 5 Globuli bis zur Besserung der Beschwerden, die nach spätestens 5 Stunden eingetreten sein sollte.

Reduzieren Sie bei Besserung je nach Befinden die Einnahme eines Mittels in der Potenz D 6 auf 3mal täglich 5 Globuli und die eines Mittels in der Potenz D 12 auf 1mal täglich 5 Globuli. Bei Beschwerdefreiheit setzen Sie das Mittel ab. Wenn nach 5 Stunden keine Besserung erkennbar ist, sollten Sie das Mittel wechseln. Hilft weder das erste noch das zweite homöopathische Mittel, müssen Sie mit Ihrem Kind den Arzt aufsuchen.

Dosierungsvorschrift 2:
Halbstündlich 5 Globuli bis zur Besserung der Beschwerden, die nach spätestens 2 Stunden eingetreten sein sollte.

Wenn die Beschwerden sehr heftig und akut auftreten, können Sie das Mittel auch viertelstündlich, sogar im Abstand weniger Minuten eingeben, bis zur Besserung, die innerhalb einer halben Stunden eingetreten sein sollte. Reduzieren Sie bei Besserung je nach Befinden die Ein-

nahme eines Mittels in der Potenz D 6 auf 3mal täglich 5 Globuli und die eines Mittels in der Potenz D 12 auf 1mal täglich 5 Globuli. Bei Beschwerdefreiheit setzen Sie das Mittel ab. Wenn nach 2 Stunden keine Besserung erkennbar ist, sollten Sie das Mittel wechseln. Hilft weder das erste noch das zweite homöopathische Mittel, müssen Sie mit Ihrem Kind den Arzt aufsuchen.

Die Grenzen der Selbstbehandlung

Zahlreiche Beschwerden im Säuglings- oder Kleinkinderalter treten kurzzeitig auf und stellen im allgemeinen keine schwere Beeinträchtigung der Gesundheit Ihres Kindes dar. Die häufigsten davon habe ich in diesem Buch besprochen. Wenn Ihr Kind im Augenblick nicht von einer homöopathisch behandelnden Kinderärztin / einem Kinderarzt betreut wird, so sehen Sie in den folgenden Behandlungsanleitungen eine Ergänzung der Therapie, die Sie in Absprache mit der behandelnden Ärztin / dem behandelnden Arzt anwenden können.

Beachten Sie bitte:
Jeder Selbstbehandlung sind Grenzen gesetzt. Beachten Sie deshalb die als »wichtig« gekennzeichneten Passagen im Text. Sie bezeichnen die Situationen, in denen Sie sich unverzüglich an einen Arzt wenden müssen, weil eine Selbstbehandlung nur Schaden bringen würde. Schon beim geringsten Zweifel bei der Beurteilung der Beschwerden Ihres Kindes oder bei Fragen, die im Verlauf Ihrer Selbstbehandlung auftreten, suchen Sie bitte den Homöopathen auf.

Die Konstitutionsbehandlung

Ein Kind, das kränkelt oder das immer wieder an den gleichen Beschwerden leidet, zeigt eine anlagebedingte Schwäche in körperlichen oder seelischen Teilbereichen. Diesem Kind zu helfen bedarf eines größeren Wissens, als dem, das ich Ihnen in diesem Buch vermitteln kann. Wenden Sie sich in diesem Fall an einen Homöopathen, der Ihr Kind auf seine Anlage (= Konstitution) hin ganzheitlich behandelt. Hierbei denke ich nicht zuletzt an die Hautbeschwerden, unter denen zahlreiche Kinder zu leiden haben.

Aus homöopathischer Sicht sind sie auf die Dauer nur von »innen« zu heilen – mit Arzneien, die nach dem Gesamtbefinden des Kindes gewählt wurden und nicht nur nach den lokalen Hautsymptomen. Auch Allergien und körperliche wie seelische Entwicklungsstörungen (Kleinwuchs, Stoffwechselstörungen, Fett- oder Magersucht, Bettnässen, Lustlosigkeit, Lernschwierigkeiten und vieles andere mehr) werden oftmals eindrucksvoll durch Homöopathie gebessert.

Fragen vor der Mittelwahl

Jeder Behandlung mit Homöopathika muß eine genaue Beobachtung des erkrankten Kindes vorausgehen. Nur so werden Sie auf die einzelnen Beschwerden aufmerksam, und Sie werden erstaunt sein, wie unterschiedlich sich eine Krankheit entwickeln kann. Aus der Vielzahl der einzelnen Beschwerden – der körperlichen, aber auch der seelischen – läßt sich ein Ganzes zusammenfügen, *das Beschwerdenbild.*

Damit Sie die für die jeweilige Arzneiwahl besonders wichtigen Krankheitszeichen leichter erkennen können, leite ich Sie im Text unter der Überschrift »Vor der Mittelwahl«, wo nötig, zur Beobachtung und geduldigen Befragung Ihres Kindes an.

So finden Sie zum passenden Mittel

Dieser Ratgeber ist so aufgebaut, daß Sie ein Mittel rasch und sicher finden können: Über das Inhaltsverzeichnis gelangen Sie in eines der 4 Hauptkapitel, in die das Buch eingeteilt ist: *Beschwerden von Säuglingen und Kleinkindern* (Seite 11), *Erkältungskrankheiten* (Seite 19), *Klassische Kinderkrankheiten* (Seite 33) und *Das seelische Gleichgewicht erhalten* (Seite 39). In jedem Kapitel stehen mehrere Mittel zur Behandlung bereit. *Hier müssen Sie wählen:* Nachdem Sie sich über das *Beschwerdenbild* Ihres Kindes (→ Seite 7) im klaren sind, lesen Sie bitte alle Beschreibungen unter einem Thema durch, und suchen Sie dabei nach der Ähnlichkeit mit den Symptomen Ihres Kindes. Diese Ähnlichkeit muß nicht in jedem Punkt vorhanden sein. Beurteilen Sie jedoch das Gesamtbild, den Gesamteindruck, und wählen Sie zur Behandlung das Mittel aus, in dessen Beschreibung Sie Ihr Kind und seine akuten Beschwerden wiedererkennen.

Darüber hinaus sind im *Register* (→ Seite 45) die einzelnen Beschwerden in alphabetischer Reihenfolge verzeichnet.

Lassen Sie sich bei der Wahl weder zu oberflächlichem, ungenauem Suchen verleiten noch zu ängstlichem Zaudern. Ein falsch gewähltes, über kurze Zeit genommenes Mittel schadet nicht. Es hat dann keine Wirkung – auch keine Nebenwirkung.

Beschwerden von Säuglingen und Kleinkindern

Speien, Erbrechen und Milchunverträglichkeit

Wenn Ihrem Baby nach dem Füttern die Nahrung aus dem Mund läuft, oder wenn es alles heftig ausspuckt, zeigt es mit diesem einfachen, aber drastischen »Überlaufmechanismus«, daß der letzte Schluck zu groß war oder daß sein Hunger im Augenblick gestillt ist. Für manche Babys ist das Spucken in den ersten Monaten auch einfach »das Größte«, und sie hören ganz von selbst damit auf. So besteht meist kein Grund zur Sorge, und der Volksmund weiß: »Speikind – Gedeihkind«.

Anders ist es, wenn das Kind den Mageninhalt nach dem Füttern kraftvoll wieder ausstößt – dann handelt es sich um Erbrechen, und das kann verschiedene Ursachen haben: Vielleicht verträgt Ihr Baby die Nahrung nicht, oder es steckt aus lauter Neugierde alles Mögliche in den Mund (Unverdauliches, Schmutziges oder auch Giftiges); bedenken Sie aber, daß ein organisches Leiden hinter dem Erbrechen stehen kann.

Solange Sie Ihr Kind stillen, sollten Sie dabei auf eine ruhige, entspannte Atmosphäre achten und auf eine positive innere Haltung Ihrem Kind gegenüber, denn Ihre eigene »seelische Unordnung« überträgt sich auf das Kind und kann zu Verdauungsproblemen führen wie Er-

brechen. Manche Babys müssen auch erbrechen, wenn man sie zu heftig bewegt wie etwa beim Autofahren.

Die Behandlung

Wenn ein Baby oder Kleinkind, das keine weiteren Anzeichen von Unbehagen und Krankheit zeigt, überraschend erbricht, gibt es meist keinen Grund zur Besorgnis.

Wichtig: Um ganz sicher zu gehen, daß Sie nichts übersehen, beachten Sie aber bitte gewissenhaft die folgenden Hinweise:

Rufen Sie unverzüglich den Arzt:
• bei jedem Verdacht auf eine Vergiftung (Notfall!).
Bringen Sie Ihr Kind zum Arzt:
• Wenn sich außer dem Erbrechen weitere Krankheitszeichen wie Fieber, Durchfall, ungewöhnliche Unruhe, schmerzvolles Schreien, blasses Gesicht, Bauchkrämpfe (→ Seite 13) einstellen.
• Wenn sich das Erbrechen mehrmals wiederholt, oder wenn es in Abständen von Tagen immer wieder auftritt (organische Ursache möglich).
• Wenn die Mundschleimhaut und das Zahnfleisch entzündet und gerötet sind und kleine Geschwüre mit weißem Grund sichtbar werden;

meist besteht dann auch Fieber (es handelt sich um eine Mundentzündung, → Seite 17).

• Wenn Ihr Kind offensichtlich eine bestimmte Nahrung nicht verträgt (die homöopathische Konstitutionsbehandlung wirkt so tief, daß eine Speisenintoleranz aufgehoben werden kann, so daß dem Kind auf diese Weise die ganze Vielfalt der Nahrung erhalten bleibt).

• Wenn das Kind nicht mehr zunimmt, oder wenn es sogar abnimmt, wie es in seltenen Fällen durch heftiges und anhaltendes Speien geschehen kann.

Merke: Häufiges Erbrechen führt zu Flüssigkeitsverlust, der für das Baby lebensgefährlich werden kann. Erbricht es also mehrere Male große Mengen, so fragen Sie bitte Ihren Arzt umgehend um Rat. Ihrem Kind einfach nur viel zu trinken zu geben, kann in diesen Fällen den Verlust von Wasser, Salzen, Elektrolyten und Zucker, der durchs Erbrechen entsteht, nicht ausgleichen.

• Achten Sie beim Füttern mit der Flasche auf die richtige Nahrungszusammensetzung (Kinderarzt fragen) und die richtige Größe des Lochs im Schnuller.

• Nehmen Sie das Baby nach dem Füttern hoch, und lassen Sie es ein »Bäuerchen« machen, damit es die Luft, die es mit hinuntergeschluckt hat, aufstoßen kann.

Die Beschwerden – das passende Mittel

Unmittelbar nach dem Trinken spuckt Ihr Baby einen Schwall von Milch – es kann geronnene Milch von gelblichem oder grünlichem Aussehen sein – heraus. Nach diesem Erbrechen ist das Kind erschöpft und so müde, daß es manchmal sofort einschläft. Erstaunlich und auffallend ist, wie hungrig Ihr Säugling gleich nach dem Aufwachen wieder ist. Dann wird er gestillt oder gefüttert, und sogleich erbricht er wieder. Manches Baby wird von dem Erbrechen nicht müde,

sondern hat sofort wieder gierigen Hunger: Sie stillen oder füttern es, und dann erbricht es wieder. Diese Beschwerden quälen Ihr Kind so, daß es schreien muß: Aethusa D 6. Dosierung: 5 Tropfen des Mittels in eine Mahlzeit mischen oder vor jeder Mahlzeit auf einem Eßlöffel Wasser verabreichen. Die Einnahme ist beendet bei Beschwerdefreiheit, die spätestens nach 3 Tagen eingetreten sein sollte.

Nach dem Erbrechen verweigert Ihr Kind weiteres Essen. Das Kind erbricht die Milch in einem Schwall und hat hinterher keinen Appetit mehr. Andere, miterbrochene Nahrung ist bereits halb verdaut und riecht säuerlich. Ist die Zunge Ihres Kindes weiß belegt? Dieser Belag kommt nicht von der eben getrunkenen Milch, sondern ist ständig vorhanden. Ist Ihnen schon aufgefallen, daß Ihr Kind sehr erregbar ist und daß es furchtsam sein kann? Vielleicht haben Sie sich auch schon irritiert gefragt: »Was mache ich falsch? Liebt es mich nicht?« Denn manchmal will Ihr Kind nicht, daß Sie es anschauen und berühren. Es scheint rasch verstimmt oder auch widerspenstig zu sein: Antimonium crudum D 6. Dosierung: 5 Tropfen des Mittels unter die Mahlzeit mischen oder vor jeder Mahlzeit auf einem Eßlöffel Wasser verabreichen. Die Einnahme ist beendet bei Beschwerdefreiheit, die spätestens nach 3 Tagen eingetreten sein sollte.

Ihrem Kind ist fast ständig übel, und wenn es zuviel von etwas gegessen hat, was es eigentlich nicht verträgt, erbricht es. Das Erbrochene besteht aus Essen und bitterer Galle. Außer bestimmten schweren und unverträglichen Nahrungsmitteln (von Kind zu Kind verschieden) muß es sich vor Kuchen, Eiscreme und anderen Schleckerein in acht nehmen. Im allgemeinen hat Ihr Kind jedoch wenig Appetit, mitunter ekelt es sich sogar vor der Nahrung. Auffallend ist, daß seine Zunge meist nicht belegt ist: Ipecacuanha D 6. Dosierung → Vorschrift 1, Seite 9.

Wenn Ihr Kind zuviele Süßigkeiten, Eiscreme und schwere Speisen gegessen hat, kann ihm so übel werden, daß es erbrechen muß. Ihr Kind ist überempfindsam und braucht Sie so sehr, daß es Ihnen oft »am Rockzipfel« hängt. Wenn es schnell weint, aber auch schnell wieder lacht, und wenn es wenig Durst hat, braucht es: Pulsatilla D 12. Dosierung → Vorschrift 2, Seite 9.

Ihr Kind hat sich den Magen überladen, und seine Zunge ist dick weiß belegt. Häufig ist Ihr Kind widerspenstig: Es will weder angefaßt noch angeschaut werden. Eine seiner anderen Eigenheiten ist eine Vorliebe für saure Speisen (wie saure Gurken, Mixed Pickles): Antimonium crudum D 6. Dosierung → Vorschrift 2, Seite 9.

Bei Übelkeit und Erbrechen auf Autofahrten, Eisenbahnfahrten oder Schiffsreisen: Cocculus D 6. Dosierung → Vorschrift 2, Seite 9.

Bauchkrämpfe und Blähungskoliken

Möchte Ihr Baby auf den Arm genommen werden, weil es sich so allein fühlt, ist es schon wieder hungrig, oder bekommt es seine ersten Zähne? Es schreit, weil es Ihnen ja noch nicht sagen kann, was ihm fehlt, doch Sie sind mit seiner Art zu weinen und zu schreien so vertraut, daß Sie meist heraushören, was Ihr Kind quält. Schreit es, weil es Bauchkrämpfe hat, zieht es die Beine an den Leib oder macht sich ganz steif. Wenn Ihr Kind sonst gesund ist und sich auch jetzt keine weiteren Beschwerden und Anzeichen einer Krankheit zeigen, können Sie davon ausgehen, daß es sich um eine Verdauungsstörung handelt. Häufig sind für diese Krämpfe und Koliken heruntergeschluckte Luft oder Darmgase verantwortlich. Säuglinge neigen sehr häufig – gerade in den ersten Wochen – zu solchen kolikartigen Beschwerden. Sie legen sich meist im Alter von drei bis vier Monaten.

Die Behandlung

Da Babys und Kleinkinder noch nicht sagen können, was ihnen weh tut, muß man auch an andere Ursachen für die Schmerzen denken.

Wichtig: Gehen Sie zum Arzt, sobald Sie den Verdacht haben, daß die Bauchschmerzen Zeichen einer Entzündung eines anderen Organs sind wie Ohrenentzündung oder Blinddarmentzündung.

Auch eine Wurmkrankheit oder seelisch-nervöse Ursachen können den Beschwerden zugrunde liegen.

Wichtig: Beachten Sie bitte die folgenden Hinweise, bevor Sie mit der Behandlung beginnen:

Bringen Sie Ihr Kind zum Arzt:
• Wenn das Kind – außer an Bauchschmerzen – an anderen Beschwerden leidet wie Erbrechen, Durchfall, Fieber, auffallende Unruhe. Beobachten Sie Ihr Kind genau!
• Wenn Sie den Verdacht haben, daß Ihr Kind Unverdauliches oder Giftiges zu sich genommen hat: Forschen Sie nach! Was war in Reichweite des Kindes?
• Wenn sich trotz Ihrer Behandlung die Bauchschmerzen in den nächsten Tagen oder Wochen wiederholen.
• Wenn Sie unsicher sind, was die Ursache und Schwere der Krankheit angeht, und wenn Sie das Schreien und Weinen Ihres Kindes nicht deuten können.

Die Beschwerden – das passende Mittel

Ihr Kind hat so *heftige Bauchschmerzen, daß es sich aufbäumt und wieder zusammenkrümmt.* Der Druck beim Zusammenkrümmen erleichtert die starken Schmerzen ein wenig. Wenn auch Sie dem Säugling fest (nicht grob) auf den Bauch drücken, wird es ihm besser gehen: Colocynthis D 6. Dosierung → Vorschrift 2, Seite 9.

Wenn Ihrem Kind eine Wärmflasche guttut oder eine andere Haltung beim Tragen, weil sein Bauch dabei leicht gedrückt wird, *so helfen Wärme und sanfter Druck auf den Bauch,* seine Schmerzen zu lindern. Sie merken häufig, daß der Bauch Ihres Kindes aufgebläht ist. »Verantwortlich« dafür sind die Darmgase – wenn sie abgehen, ist das Kind sehr erleichtert: Magnesium phosphoricum D 6. Dosierung → Vorschrift 2, Seite 9.

Das zornige, für Sie fast unerträgliche Geschrei Ihres Kindes deutet zwar auf seine heftigen, kaum erträglichen Schmerzen hin, doch die Art, wie Ihr Kind schreit, weckt bei Ihnen kaum noch Mitleid: Das Geschrei scheucht Sie auf und macht Sie nervös; es kann so durchdringend sein, daß Sie es bald nicht mehr aushalten. Die einzige Weise, Ihr Kind zu beruhigen, ist, es herumzutragen und zu streicheln: Chamomilla D 12. Dosierung → Vorschrift 2, Seite 9.

Ihr Kind will nicht getragen werden. Ihr erster Versuch, das schreiende Baby zu beruhigen, war, es auf den Arm zu nehmen. Entgegen Ihrer Absicht hat es dann noch mehr gebrüllt – denn jede Bewegung verschlimmert seine Schmerzen! Wenn Sie es jedoch auf den Bauch legen, scheint es ihm besser zu gehen. Die Lippen des Kindes sind trocken, und es hat großen Durst. Wollen Sie ihm jetzt aber etwas zu trinken geben, kann es Ihnen passieren, daß es nichts mehr will oder daß es etwas anderes möchte. Sie finden, daß Ihr Kind reizbar und schlecht gelaunt ist: Bryonia D 6. Dosierung → Vorschrift 2, Seite 9.

Durchfall

Oft haben Säuglinge und Kleinkinder Durchfall – dünnflüssiger Stuhl, der häufiger kommt als sonst. Die Gründe für diese Beschwerden sind zahlreich: Verträgt Ihr Kind seine Nahrung nicht? Bekommt es die falsche Zusammensetzung, oder verträgt es ganz bestimmte Nahrungsmittel wie zum Beispiel Milch oder Getreide nicht? Vielleicht sind auch verunreinigte Nahrung oder nicht sorgsam gereinigte Schnuller oder Fläschchen die Ursache. Auch wenn Ihr Kind sich erkältet oder im Sommer zu sehr erhitzt hat, kann das zu Durchfall führen. Bedenken Sie bitte auch, daß Aufregung und Angst Durchfall verursachen – ebenso wie Durcheinanderessen, ein Zuviel an Süßigkeiten oder das Zahnen. Darüber hinaus ist Durchfall Begleiterscheinung jeder Darmentzündung – und vieler anderer Krankheiten.

Die Behandlung

Wenn Ihr Kind Durchfall hat, sollte es eine entsprechende Diät einhalten. Zur Heilung seiner akuten Beschwerden stehen eine Reihe von homöopathischen Arzneien zur Verfügung, von denen ich hier nur die häufigsten genannt habe. Da Ursachen und Begleitumstände der Beschwerden, aber auch die Stuhlbeschaffenheit bei Durchfall so vielfältig sind, gibt es eine Fülle von Symptomen, auf die Sie bei der Arzneiwahl achten müssen.

Wichtig: Beachten Sie bitte gewissenhaft folgende Hinweise, bevor Sie mit der Behandlung beginnen:

Rufen Sie unverzüglich den Arzt:
• Wenn Ihr Kind einen erschöpften Eindruck macht. Äußere Kennzeichen sind: blasses Gesicht, eingesunkene Augen, eingefallene

Fontanellen vorn am Kopf, ausgetrockneter Mund, rissige Lippen.
• Wenn die Stühle blutig oder reiswasserähnlich sind.
Bringen Sie Ihr Kind zum Arzt:.
• Wenn Ihr Kind, außer an Durchfall, an anderen Beschwerden leidet wie Fieber und Erbrechen.
• Wenn Sie den Verdacht haben, daß vom Arzt verordnete Medikamente den Durchfall ausgelöst haben.
• Wenn es trotz Ihrer Behandlung in den nächsten Tagen und Wochen immer wieder zu Durchfall kommt.
Merke:
• Bei einem Säugling sind fünf bis sechs Darmentleerungen innerhalb von 24 Stunden nichts Außergewöhnliches.
• Halbfester Stuhl ist noch kein Durchfall.
• Nehmen Sie den Durchfall in jedem Fall ernst, denn er führt innerhalb kurzer Zeit zu einem erheblichen Flüssigkeitsverlust und damit – nach und nach – zu einer Austrocknung des Körpers: Der Verlust von Wasser, Salzen, Elektrolyten und Zucker kann nicht einfach durch vermehrtes Trinken ausgeglichen werden. Er wird lebensgefährlich, wenn Sie nicht zum Arzt gehen!
• Ist die Ursache des Durchfalls eine andauernde Unverträglichkeit bestimmter Nahrungsmittel, kann nur der Homöopath mit einem tiefwirkenden Heilmittel weiterhelfen: Diese Art der Mittelfindung übersteigt die Möglichkeit des Laien.

Die Beschwerden – das passende Mittel

Ein *Durchfall während des Zahnens* versetzt Ihr Kind in höchst empfindliche und erregbare Stimmung. Das Kind jammert, es ist unruhig, und sein Geschrei ist so durchdringend, daß es auch für sehr ausgeglichene und liebevolle Eltern zu einer unerträglichen Belastung werden kann. Manchmal ist zu beobachten, wie eine Backe rot und heiß, die andere blaß und kalt ist. Der wäßrige oder schleimige Stuhl stinkt und ist grün oder gelb: Chamomilla D 12. Dosierung → Vorschrift 1, Seite 9.

Ihr Kind ist *während des Zahnens unruhig und erregt* – doch seine Stimmung wird nie so extrem wie unter *Chamomilla* (→ oben). Das Gesicht Ihres Kindes ist heißer als gewöhnlich und leicht oder sogar stark gerötet. Das Weiß in den Augen ist von roten Äderchen durchzogen. Das Kind schläft etwas mehr als sonst, und es fällt Ihnen auf, daß es plötzlich aufwacht – so als sei es sehr erschrocken. Der Stuhl ist grünlich, von geringer Menge und geht sehr häufig ab: Belladonna D 6. Dosierung → Vorschrift 1, Seite 9.

Wenn Ihr Kind Milch nicht verträgt – vor allem während des Zahnens –, führt das zu Durchfall und zum Erbrechen der Milch in geronnen Klumpen. Der Durchfall wird von heftigen Krämpfen begleitet. Es wird wäßriger oder schleimiger Stuhl von hellgelber bis grünlicher Farbe entleert. Das Kind kann einen sehr ängstlichen und unruhigen Eindruck machen: Aethusa D 6. Dosierung → Vorschrift 1, Seite 9.

Wäßriger Stuhl mit unverdauter Nahrung, der sich so überraschend und heftig ergießt wie das Wasser aus einem Hydranten, tritt während des Zahnens, aber auch bei heißem Wetter oder nach dem Genuß sauren Obstes auf. Gewöhnlich sind die Beschwerden morgens am schlimmsten, und häufig macht das Kind außergewöhnlich große Haufen: Podophyllum D 6. Dosierung → Vorschrift 1, Seite 9.

Die Stühle riechen sauer, und auch das Kind hat einen säuerlichen Geruch bei diesem Durchfall, der gelegentlich auch während des Zahnens auftritt. Alle Ausscheidungen und Ausdünstungen des Kindes riechen sauer, selbst nach dem Waschen. Der Durchfall ist schmerzhaft, und das Baby kann an Bauchkrämpfen leiden: Rheum D 6. Dosierung → Vorschrift 1, Seite 9.

Beschwerden beim Zahnen

Der erste Zahn bricht meist durch, wenn Ihr Kind etwa sechs Monate alt ist. Dieser und jeder folgende Zahn bereiten Ihrem Kind große Schmerzen. Nicht nur für den Säugling aber ist das Zahnen eine Zeit voller Leiden – auch die Eltern werden durch die heftigen Schreie ihres Kindes um ihren Schlaf gebracht. Nicht allein das Durchbrechen der Zähne durch das Zahnfleisch verursacht Schmerzen – während dieser Zeit ändert sich auch die Funktion des Verdauungsapparates. Denn der Säugling, der bisher nur flüssige Nahrung gewohnt war, macht sich nun nach und nach mit fester Nahrung vertraut – was zu einer ganzen Reihe von gesundheitlichen Beschwerden führt wie Erbrechen (→ Seite 11), Durchfall (→ Seite 14), Bauchkrämpfe, erhöhter Temperatur oder Schlafstörungen. Das alles macht dem Kind schwer zu schaffen. Es wird quengelig und ist mürrisch, vielleicht wird es sogar »böse« oder halsstarrig. So ist mit manchen Kindern in dieser Zeit »nicht gut Kirschen essen«.

Die Behandlung

Für leichtere Beschwerden während des Zahnens stehen Ihnen sehr wirkungsvolle Homöopathika zur Verfügung.

Wichtig: Beachten Sie bitte, bevor Sie mit der Behandlung beginnen, die folgenden Hinweise :

Bringen Sie Ihr Kind zum Arzt:
• Wenn heftige Beschwerden das gesundheitliche Befinden Ihres Kindes stark beeinträchtigen.
• Wenn ein leichtes Fieber – das während des Zahnens nicht ungewöhnlich ist – nicht innerhalb von 3 Tagen wieder vergeht, oder wenn es sich sogar steigert.
• Wenn Sie sich unsicher sind und die Beschwerden Ihres Kindes nicht zu deuten wissen.

Merke:
• Achten Sie darauf, daß nun nichts Ungenießbares oder Giftiges in Reichweite Ihres Kindes herumliegt, denn es beginnt jetzt, alles mögliche in den Mund zu stecken.
• Ihr Arzt berät Sie in der Zeit der Nahrungsumstellung.
• Nicht alle Beschwerden, die während des Zahnens auftreten, müssen mit dem Wachstum der Zähne in Verbindung stehen. Beobachten Sie bitte Ihr Kind in dieser Zeit genau!

Die Beschwerden – das passende Mittel

Ihr Kind ist unruhig und erregt, sein Gesicht heißer als gewöhnlich und leicht oder sogar stark gerötet. Das Weiß in den Augen ist von vielen roten Äderchen durchzogen, und die Pupillen können weiter geöffnet sein als sonst. Das Zahnfleisch ist dick geschwollen, intensiv gerötet und glänzt. Wenn Ihr Kind plötzlich aus dem Schlaf erwacht, wirkt es sehr erschrocken, so als würde es sich fürchten. Mit ihm zurechtzukommen, ist zur Zeit nicht ganz einfach: Belladonna D 6. Dosierung → Vorschrift 1, Seite 9. Wenn Durchfall dazukommt → Seite 14.

Ihr Kind hat es jetzt nicht leicht: Es empfindet seine Schmerzen als nahezu unerträglich und ist *äußerst empfindlich und quengelig.* Sein Geschrei ist durchdringend – für die Eltern gibt es kaum noch eine ruhige Minute. Vor allem in der Nacht ist das Kind sehr aufgeregt, es stößt mit den Beinen um sich, wacht vom leisesten Geräusch auf, hat häufig Durst und gibt keine Ruhe, ehe es nicht auf den Arm genommen und umhergetragen wird. In schweren Fällen nützt auch das nichts. Ihnen fällt auf, daß eine Gesichtshälfte rot und heiß, die andere aber blaß und kalt sein kann. Grün-schleimige Durchfälle (→ Seite 15) treten häufig während des Zahnens auf: Chamomilla D 12. Dosierung → Vorschrift 1, Seite 9.

Das Kind ist schlecht gelaunt, es ist reizbar, dauernd ruhelos und will nur schlafen, wenn es hin- und hergewiegt wird Häufig reibt es an der Nase und bohrt in ihr herum. Die Wangen glühen wie große rote Flecken, und um die Augen sind dunkle Ringe zu sehen. Wenn es schläft, mahlt es mit den Zähnen. Der Körper kann sich kurzzeitig krampfhaft verspannen; auch Durchfall kommt vor: <u>Cina D 6.</u> Dosierung → Vorschrift 1, Seite 9.

Mundschwämmchen (Soor)

Wenn Sie an irgendeiner Stelle im Mund Ihres Kindes – an der Zungenspitze oder dem Zungenrand, an der Innenseite der Lippen, der Backen oder des Gaumens – weißliche kleine bis linsengroße Pünktchen bemerken und das Kind sonst keine Beschwerden hat, so handelt es sich um »Mundschwämmchen«. Deren Ursache ist ein Pilz namens Candida albicans, auch Soor genannt. Während man früher das Auftreten dieser übertragbaren Pilzerkrankung auf ungenügende hygienische Verhältnisse zurückgeführt hat, wird sie heute hauptsächlich als Zeichen für das schlecht entwickelte Abwehrsystem eines Säuglings oder Kleinkindes gewertet.

Soor tritt verstärkt nach einer Behandlung mit Antibiotika auf, in deren Folge es stets auch zu einer Verminderung der natürlichen Mundflora (= ständig vorhandene, vielzählige Mikroorganismen mit natürlicher Schutzfunktion für den Mundraum) kommt. Soor kann sich ausdehnen in den gesamten Mund- und Rachenraum, bildet größere weiße Flecken und wird schließlich auch am After gefunden. Bei längerer Dauer und größerer Ausbreitung kann die Nahrungsaufnahme schmerzhaft werden – dann ist das Befinden Ihres Kindes so beeinträchtigt, daß es sich um eine wirkliche Erkrankung handelt.

Die Behandlung

Wenn Sie die ersten kleinen weißen Pünktchen entdecken, handelt es sich um das gefahrlose Anfangsstadium der manchmal hartnäckigen Erkrankung.

<u>Wichtig</u>: Beachten Sie bitte, bevor Sie mit der Behandlung beginnen, gewissenhaft die folgenden Hinweise:

<u>Bringen Sie Ihr Kind zum Arzt</u>:
• Wenn die Mundschleimhaut oder das Zahnfleisch stark gerötet sind: Wenn Sie kleine, weiß belegte Geschwüre im Mund sehen und das Kind Fieber hat, handelt es sich wahrscheinlich um die »Mundfäule«, eine geschwürige Mundentzündung.
• Wenn der Soor bereits größere Flecken bildet und sich im gesamten Mund- und Rachenraum ausgebreitet hat.
<u>Merke</u>: Um die Folgen einer Behandlung mit Antibiotika abzumildern, oder um die Abwehrlage Ihres Kindes zu bessern, ist eine tiefergehende homöopathische Behandlung erforderlich, die *Konstitutionsbehandlung* (→ Seite 10).

Die Beschwerden – das passende Mittel

Ihr Kind weint, wenn es seine Nahrung bekommt, weil sie in seinem Mund »brennt«. Die weißlichen Beläge im Mund sind von einem roten Hof umgeben. Das Kind ist auffallend furchtsam, empfindlich und ärgerlich: <u>Borax D 6.</u> Dosierung: 3mal täglich 5 Globuli in etwas Wasser auflösen und auf einem Löffel verabreichen oder unter die Mahlzeit mischen, bis der Soor ausgeheilt ist. Sollte die Behandlung länger als 3 Wochen notwendig sein, gehen Sie bitte zum Arzt.

Während der Beschwerden kommt es zu starkem Speichelfluß; bei jeder Gelegenheit

»sabbert« das Kind aus dem Mund. Der Atem riecht unangenehm, und die Zunge scheint geschwollen zu sein. Zusätzlich tritt Durchfall auf, der den After wund macht: Mercurius solubilis D 12. Dosierung: 1mal täglich 5 Globuli in etwas Wasser auflösen und auf einem Löffel verabreichen oder unter die Mahlzeit mischen, bis der Soor ausgeheilt ist. Sollte die Einnahme länger als 3 Wochen notwendig sein, gehen Sie bitte zum Arzt.

Säuglingsschnupfen

Mitunter leiden bereits Säuglinge unter ständigem Schnupfen: Bei dem einen »läuft« die Nase ununterbrochen, beim anderen ist sie ständig verstopft. Dies kann vor allem beim Stillen sehr hinderlich sein, weil dann das Baby keine Luft mehr durch die Nase bekommt. Atmen und Trinken zugleich durch den Mund bringen dann vermehrt Luft in den Darm, was wiederum zu Verdauungsstörungen führt.

Die Behandlung

In der Regel handelt es sich um einfache Beschwerden, die einer Behandlung gut zugänglich sind.

Wichtig: Beachten Sie bitte, bevor Sie mit der Behandlung beginnen, gewissenhaft die folgenden Hinweise:

Bringen Sie Ihr Kind zum Arzt:
• Wenn es während des Schnupfens zu Fieber und anderen Beschwerden kommt.
• Wenn die Beschwerden trotz Ihrer Behandlung nach wenigen Tagen nicht vergehen oder in den nächsten Wochen immer wiederkehren.

Die Beschwerden – das passende Mittel

Nachts ist die Nase trocken und verstopft; Ihr Kind atmet durch den offenen Mund. Morgens beginnt die Nase zu fließen und ist schnodderig verklebt, so daß Sie ständig bemüht sind, sie abzuwischen: Nux vomica D 12. Dosierung → Vorschrift 1, Seite 9.

Der Säugling *muß beim Trinken die Brust oder den Schnuller immer wieder loslassen,* um Luft zu bekommen. Nachts wacht er auf, weil er durch die verstopfte Nase keine Luft mehr bekommt: Sambucus D 6. Dosierung → Vorschrift 1, Seite 9.

Erkältungskrankheiten

Akute fieberhafte Erkältung

Eine fieberhafte Erkältung kann sich in wenigen Stunden entwickeln. Es kann aber auch sein, daß mehrere Tage vergehen bis zum Ausbruch der Krankheit. Sie merken zunächst nur, daß mit Ihrem Kind etwas nicht in Ordnung ist: Es benimmt sich anders als sonst, es wirkt abgeschlagen und lustlos, es mag nicht mehr spielen und hat wenig oder gar keinen Appetit.

Der Infekt äußert sich in Fieber (→ rechte Spalte), kann aber auch von anderen Beschwerden begleitet sein wie Schnupfen (→ Seite 23), Halsschmerzen (→ Seite 26), Husten (→ Seite 29), und Kopfschmerzen. Gelegentlich kommt es zu Verstopfung, Durchfall, Erbrechen und Magenschmerzen sowie Hautausschlägen oder Drüsenschwellungen.

Was Sie über Fieber wissen sollten

Körpertemperaturen zwischen 37,5 °C und 38 °C bezeichnet man als leichtes Fieber, zwischen 38 °C und 39,5 °C als mäßiges Fieber – zwischen 39,5 °C und 40,5 °C spricht man von hohem Fieber. Temperaturen über 40,5 °C sind lebensgefährlich, weil Herz und Kreislauf dann überlastet sind! (Diese Temperaturangaben beziehen sich auf Messungen in der Achselhöhle. Bei Messungen im Po ziehen Sie 0,5 °C ab)

Fieber ist eine Abwehrreaktion des Körpers, hervorgerufen durch Infektionen, aber auch durch körperliche oder seelische Überanstrengung. Die Höhe des Fiebers allein ist nicht bestimmend für die Schwere einer Erkrankung. So kann Ihr Kind auf zu schnelles Abkühlen an einem heißen Sommertag mit sehr rasch ansteigendem hohem Fieber reagieren, und am nächsten Morgen ist die Temperatur wieder normal. Es kann aber auch sein, daß der Körper sich tagelang mit gleichbleibendem, mäßig hohem Fieber gegen eine Mandelentzündung wehren muß. Versuchen Sie nicht, diesen Selbstschutz durch Fieberzäpfchen zu unterdrücken. Wenn jedoch das Fieber über 39,5 °C ansteigt, sollten Sie zu fiebersenkenden Mitteln wie Wadenwickel greifen. Um den Verlauf einer Krankheit beurteilen zu können, ist es wichtig, das Fieber regelmäßig alle 2 Stunden zu messen.

Die Behandlung

Wenn sich eine Erkältung anbahnt, können Sie – mit den richtigen Mitteln, zum richtigen Zeitpunkt gegeben – den Ausbruch der Krankheit verhindern, zumindest aber die Dauer verkürzen und die Gefahren einer Komplikation verringern.

Merke: Fieber ist eine Abwehrreaktion des Körpers, versuchen Sie nicht, es zu unterdrücken.

Wichtig:
Benachrichtigen Sie unverzüglich den Arzt:
• Wenn Ihr Kind hohes Fieber (über 39,5 °C → Seite 19) bekommt.
• Wenn Ihr Kind jünger ist als 6 Monate.
• Wenn Ihr Kind vor Schmerzen schreit: Das gilt vor allem für das erste Lebensjahr!
• Wenn sich Ihr Kind immer wieder ans Ohr faßt oder über Ohrenschmerzen klagt.
• Wenn gleichzeitig mit dem Fieber Durchfall und/oder Erbrechen beziehungsweise Bauchschmerzen auftreten.
• Wenn es plötzlich zu starken Kopfschmerzen, Nackensteifigkeit oder einem ausgeprägten Schwächegefühl kommt.
• Wenn sich Atembeschwerden einstellen wie geräuschvoller, schwerer, schneller oder keuchender Atem.
• Wenn es zu Fieberkrämpfen kommt.
• Wenn im Verlauf der Beschwerden Gelenk- und Muskelschmerzen sowie rote, heiße Gelenkschwellungen auftreten (rheumatisches Fieber).
• Wenn leichtes oder mäßiges Fieber trotz Ihrer Selbstbehandlung nach 3 Tagen nicht vorüber ist, oder wenn es innerhalb der ersten 6 Stunden nach Behandlungsbeginn noch immer steigt.
• Wenn Sie unsicher sind, was den Verlauf der Erkrankung angeht.

Vor der Mittelwahl
Die folgenden Fragen helfen Ihnen, die wichtigsten Beschwerden Ihres Kindes zu erkennen und zu benennen. Beobachten Sie deshalb Ihr Kind bitte genau, und versuchen Sie, ein möglichst klares *Beschwerdenbild* (→ Seite 7) zu ermitteln, bevor Sie unter den dargestellten Arzneien das passende homöopathische Mittel zu seiner Behandlung wählen. Sollten im Lauf des Krankheits-/ Genesungsprozesses neue Beschwerden auftreten, wählen Sie – nach der selben Methode – ein zweites Mittel, und setzen Sie das erste ab.
• Klagt mein Kind über häufiges Niesen oder inneres Frieren?
• Hat sich das Verhalten meines Kindes seit einigen Tagen verändert? (Wenn ja, wie?)
• Hat mein Kind ohne Vorzeichen Fieber bekommen, das in wenigen Stunden ansteigt?
• Kann sich mein Kind – wetterbedingt – erkältet haben, zum Beispiel bei trockenem, kaltem Winterwetter, bei feuchtnassem Regen- oder Schneewetter, bei relativ milden Temperaturen im Frühling oder im Sommer?
• Erkältet sich mein Kind bei jedem Luftzug?
• Gibt es eine konkrete Ursache für die Erkältung: War mein Kind länger im kalten Wind? – War es erhitzt, und hat es sich zu plötzlich abgekühlt? – Ist es naß geworden?
• Leidet mein Kind – außer an Fieber – unter einer oder mehreren der folgenden Beschwerden: Benommenheit, Kopfschmerzen, Bauchschmerzen, schwere Glieder-, Rücken- oder Gelenkschmerzen, Schnupfen, Husten, Heiserkeit, Augenentzündung, Hals- und Mandelentzündung, Ohrenschmerzen, Verstopfung, Durchfall, Erbrechen, Übelkeit?
• Wie geht es meinem Kind: Fühlt es sich heiß und trocken an, oder ist es heiß und naßgeschwitzt? – Ist es eine schwache oder eine glühende Hitze? – Ist der Kopf meines Kindes heiß, sind seine Füße und Hände aber kalt? – Friert es oder schwitzt es? – Will es gut zugedeckt werden oder lieber fast gar nicht? – Hat es Durst? – Was mag es trinken: Kaltes oder Warmes? – Will es viel frische Luft oder lieber ein warmes Zimmer?
• Was verträgt oder was mag mein Kind jetzt ganz und gar nicht? – Was mag es gern?
• Hat sich die Stimmungslage meines Kindes auffallend verändert, seitdem es krank ist? Ist es

vielleicht besonders abweisend und unleidlich, empfindlich, aufgebracht, weinerlich, anhänglich, liebebedürftig, unruhig oder ängstlich?
• Wie ist die Krankheit bisher verlaufen? – Mit welchen Beschwerden hat die Erkrankung begonnen, welche Beschwerden sind erst später aufgetreten?

Die Beschwerden – das passende Mittel

Bei den ersten Anzeichen einer Erkältung können Sie unter den folgenden beiden Mitteln wählen:
Ihr Kind war zu lange in der Kälte, oder es war zu dünn angezogen: nun ist es erkältet. Selbst im warmen Zimmer ist ihm kalt; es geht nahe an die Heizung, und seine Hände und Füße sind auffallend kalt. Vielleicht ist es auch ein wenig bedrückt oder ängstlich: Camphora D 1. Dosierung: 1 Stunde lang alle 15 Minuten 3 Tropfen auf ein Stück Zucker. Beenden Sie die Arzneigabe in jedem Fall nach einer Stunde, auch wenn es Ihrem Kind nicht besser gehen sollte.

Ihr Kind niest auffallend häufig. Es fühlt sich nicht wohl und ihm ist so kalt, daß ihm selbst unter einem »Berg« von Decken nicht warm wird. Wenn Sie fragen, was mit ihm los ist, wird es wahrscheinlich ärgerlich, denn im Augenblick ist Ihr kleiner Liebling heikel, empfindlich und sehr reizbar: Nux vomica D 12. Dosierung → Vorschrift 2, Seite 9.

Merke: Bei plötzlich einsetzendem Fieber, daß sehr schnell ansteigt, entscheiden Sie sich bitte zwischen Aconitum D 6 und Belladonna D 6. Prägen Sie sich die Namen ein, denn es sind die beiden wichtigsten Entzündungsmittel in der Homöopathie, die häufig zu Beginn entzündlicher Beschwerden gegeben werden.
Ihr Kind hat sich erkältet: Wahrscheinlich ist es bei trockener, kalter Witterung zu lange draußen geblieben, oder es hat sich in heftigem,

kaltem Wind aufgehalten – vielleicht hatte es sich auch nur beim Herumtollen zu sehr erhitzt, und der Körper ist anschließend zu schnell oder zu stark abgekühlt. Das Fieber bricht überraschend und heftig aus: *Die Haut wird heiß und trocken; das Kind verlangt immer wieder etwas zu trinken.* Ihnen fällt auf, daß Ihr Kind *unruhiger ist als sonst;* es kann ängstlich oder ausgesprochen angstvoll wirken. Die Temperatur steigt, und der Gesamtzustand verschlechtert sich gegen Abend oder in der Nacht. Auf die Arzneigaben folgt dann meist rasch die Heilung: Nach einer unruhigen Nacht ist am nächsten Morgen das Schlimmste vorüber.
Wichtig: Manche Kinder reagieren auf die erste Arzneigabe etwas heftig. Es kann vorübergehend (!) zu einem Fieberanstieg kommen (→ *Erstverschlimmerung,* Seite 9). Doch nach 2 bis 3 Stunden stabilisiert sich die Temperatur, und Ihr Kind schläft ruhig ein. Wenn Ihr Kind zur Ruhe kommt oder einschläft, sind das sichere Zeichen für die erhoffte Arzneiwirkung. Oft sinkt das Fieber, sobald das Kind zu schwitzen anfängt: Aconitum D 6. Dosierung → Vorschrift 2, Seite 9. (Bricht das Kind jedoch in Schweiß aus, ohne daß sich sein Befinden bessert, müssen Sie beim Auftreten weiterer entsprechender Symptome statt Aconitum *Belladonna,* → unten, geben):

Leichter als bei trocken-kaltem Wetter holt sich Ihr Kind eine Erkältung, wenn es draußen feucht-kalt ist. Das Fieber kann aber auch am Abend nach einem heißen Tag auftreten, nach längerem Aufenthalt in der Sonne oder nach einer anstrengenden Reise. Eben noch war Ihr Kind bei bester Laune – auf einmal wird ihm sehr warm, und innerhalb weniger Stunden entwickelt sich heftiges Fieber. Das Gesicht ist rot erhitzt, und Sie sind möglicherweise erschrocken, *wie glühendheiß und wie feucht es sich anfühlt.* (Bei trockener Hitze lesen Sie bitte die Beschreibung von *Aconitum,* → oben.) Auch der übrige Körper ist *naßgeschwitzt. Durst hat das Kind kaum.* Wenn Sie sich Ihr Kind genau ansehen, fällt Ihnen vielleicht auf, daß seine Augen gerötet

sind, die Pupillen weit und daß die Halsschlagadern klopfen. Auch wenn es mittlerweile im
Bett liegt, sind seine Füße kalt. *Es wirkt wie benommen,* kann dabei aber sehr unruhig, sogar
aufgeregt sein und heftig reagieren. Obwohl es
müde ist, findet es keinen Schlaf. Steigt das
Fieber, so wirkt Ihr Kind, als wäre es »nicht ganz
bei sich«; es phantasiert und wird von Einbil-
dungen geplagt. Im Raum, in dem es liegt, mag es
kein grelles Licht und keine lauten Geräusche.
Bewegen Sie sich behutsam, denn schon die
Erschütterung des Bettes bereitet dem Kind
Unbehagen: <u>Belladonna D 6</u>. Dosierung
→ Vorschrift 2, Seite 9.

Der fieberhafte Infekt *beginnt überraschend
und verläuft ohne auffallende Beschwerden.*
Kinder, die eher nervös, empfindlich und meist
auch etwas blaß (blutarm) sind, haben nur eine
geringe Widerstandskraft. Sie erkälten sich leicht
und neigen zu einem undramatischen Krankheitsverlauf mit Fieber und geringem Durst. Bevor
das Fieber ausbricht, hustet Ihr Kind etwas.
Später ist sein Gesicht mal blaß, mal rot. Wenn
die Beschwerden nicht heftig sind, will Ihr Kind
lesen oder sich mit irgend etwas beschäftigen:
<u>Ferrum phosphoricum</u> D 6. Dosierung → Vor-
schrift 1, Seite 9.

*Im Bett liegen können und in Ruhe gelassen
werden – das ist der größte Wunsch Ihres Kindes.*
Es dauert einen Tag oder zwei Tage, bis die
Erkältung zum Ausbruch kommt. In dieser Zeit,
in der das Kind noch keine erhöhte Temperatur
hat, denken Sie oft: »Das ist vielleicht ein
Brummbär«, denn das Kind wirkt abweisend, ist
reizbar, und es sondert sich von Ihnen oder den
übrigen Kindern ab. Möglicherweise hat es sich
über irgend etwas sehr aufgeregt. Hat es nun erhöhte Temperatur, werden Ihnen seine trockenen, aufgesprungenen Lippen und sein unstill-
barer Durst auf kaltes Wasser auffallen, das Ihr
Kind gierig in großen Schlucken trinkt. Nicht
immer sind die Beschwerden so ausgeprägt, daß
sie Ihnen sofort ins Auge springen – vielleicht
fällt Ihnen einzig die *Verstopfung* auf, unter der
Ihr Kind seit Krankheitsbeginn leidet. Verstopfung ist ein wichtiges Symptom für: <u>Bryonia D 6</u>.
Dosierung → Vorschrift 1, Seite 9.

Ruhelos liegt das Kind in seinem Bett. Es hat
Schmerzen im ganzen Körper (Muskeln und
Gelenke), die nachlassen, sobald es sich bewegt.
Deshalb reckt und streckt es sich und wechselt
immer wieder die Lage. Seine Zunge ist belegt,
und an der Spitze finden Sie möglicherweise ein
rotes Dreieck. Meist haben Nässe und Kälte die
Beschwerden ausgelöst, sei es, daß Ihr Kind im
Regen draußen war, oder daß es im kalten
Wasser gebadet hat oder nach Spiel und Sport zu
rasch ausgekühlt ist: <u>Rhus toxicodendron D 12</u>.
Dosierung → Vorschrift 1, Seite 9.

*Träge, benommen und von seiner Krankheit
wie gelähmt* liegt Ihr Kind im Bett. Alles ist zu
anstrengend: Sein Buch läßt es wieder sinken, es
mag nicht einmal sprechen, die Augenlider
werden ihm schwer. Wenn es aufsteht, merkt es,
wie schwach die Beine geworden sind. Es hat
auch keinen Durst. Die Beschwerden haben sich
langsam entwickelt; erst nach mehreren Tagen ist
Fieber aufgetreten – es steigt selten über 39 °C.
Immer wieder aber ziehen Frostschauer über den
Rücken herauf und herunter, und das Gesicht
fühlt sich heiß an und ist gerötet. Kopfschmerzen
sind eine häufige Begleiterscheinung: <u>Gelsemium
D 12</u>. Dosierung → Vorschrift 1, Seite 9.

Hat das Fieber den ganzen Körper aufgeheizt,
deckt Ihr Kind sich ab. Doch sobald die Decken
weg sind, friert es wieder; so ist ihm mal zu heiß
und mal zu kalt. *Ihr Kind ist sehr nervös und
überreizt:* Auf laute Geräusche, helles Licht und
Gerüche reagiert es empfindlich. Es wird ärgerlich, und es fühlt sich kränker, als es in Wirklich-
keit ist: <u>Nux vomica D 12</u>. Dosierung → Vorschrift 1, Seite 9.

Schnupfen und Nasen-Nebenhöhlen-Entzündung

Bei Schnupfen handelt es sich um eine Entzündung der Nasenschleimhäute, die aufgrund einer Virusinfektion anschwellen und später ein in Farbe und Konsistenz unterschiedliches Sekret absondern. Meist beginnt der Schnupfen mit einem heißen, trockenen Gefühl in der Nase und dauert etwa eine Woche. Während des Schnupfens niest Ihr Kind häufig, hat leicht erhöhte Temperatur und andere kleine Beschwerden, die in den folgenden Mittelbeschreibungen ausführlich dargestellt sind. Wenn sich die Infektion in die Nasennebenhöhlen ausbreitet, entsteht ein Druckgefühl im Stirn- und Nasenbereich, Kopfschmerzen treten auf.

Wenn jedesmal die Nebenhöhlen in Mitleidenschaft gezogen werden, sobald Ihr Kind Schnupfen bekommt, sollten Sie einen Homöopathen aufsuchen (→ *Konstitutionsbehandlung*, Seite 10).

Sehr oft wandert die Infektion auch den Atemtrakt hinunter. Dann ist die Stimme belegt, der Hals beginnt zu schmerzen (→ Seite 26), die Bronchien verschleimen, und es entwickelt sich ein Husten (→ Seite 29). Wenn der Virus seinen Weg in die Ohren findet (es besteht eine innere Verbindung zwischen dem oberen Atemtrakt und den Ohren), können heftige Ohrenschmerzen die Folge und das Zeichen einer beginnenden Ohrentzündung sein (→ Seite 31). Während eines Schnupfens können hin und wieder auch Verdauungsbeschwerden auftreten.

Die Behandlung

Wenn Ihr Kind einen einfachen Schnupfen hat, wird er bald von alleine ausheilen – er bedarf dann auch kaum einer Behandlung. Leidet Ihr Kind jedoch »ständig«, also auffallend häufig, unter Schnupfen oder anderen Erkältungskrankheiten, so ist es angeraten, dieser grundsätzlichen Krankheitsbereitschaft mit homöopathischen Arzneien zu begegnen. Suchen Sie bei chronischen Beschwerden den Homöopathen auf (→ *Konstitutionsbehandlung*, Seite 10).

Wichtig: Wenn Sie sich entschließen, einen akuten Schnupfen selber zu behandeln, so beachten Sie bitte die folgenden Hinweise:

Benachrichtigen Sie unverzüglich den Arzt:
• Wenn es zu Anfällen von Atemnot oder zu heftigen Hustenanfällen kommt.
• Wenn das Fieber trotz Ihrer Behandlung steigt.
• Wenn sich das Befinden Ihres Kindes trotz Ihrer Selbstbehandlung verschlechtert.
Bringen Sie Ihr Kind zum Arzt:
• Wenn sich ein anfangs leichter Schnupfen zu einer eitrigen Ohrentzündung (→ Seite 31), zu einer Halsentzündung mit Stimmverlust (→ Seite 26) oder zu einer schweren Bronchitis (→ Seite 29) entwickelt.
• Wenn sich das Kind von einem Schnupfen lange Zeit nicht erholt.
• Wenn Sie unsicher sind, was die Schwere und den Verlauf der Erkrankung angeht.
Merke: Schnupfen tritt auch bei der echten, mit schweren Krankheitszeichen verlaufenden Virusgrippe auf, die ich in diesem Buch nicht behandle, sowie bei Masern (→ Seite 33).

Achten Sie daher bitte immer auf die begleitenden Krankheitszeichen, und lesen Sie die betreffenden Abschnitte durch!

Vor der Mittelwahl

Die folgenden Fragen helfen Ihnen, die wichtigsten Beschwerden Ihres Kindes zu erkennen und zu benennen. Beobachten Sie deshalb Ihr Kind bitte genau, und versuchen Sie, ein möglichst klares *Beschwerdenbild* (→ Seite 7) zu ermitteln, bevor Sie unter den dargestellten Arzneien das passende homöopathische Mittel zu seiner Behandlung wählen.

Wenn dieses Mittel keine Heilung bringt, oder wenn sich im Verlauf des Krankheits-/ Genesungsprozesses neue Beschwerden einstellen, wählen Sie bitte – nach derselben Methode – ein zweites oder ein drittes Mittel zur Behandlung.

• Klagt mein Kind über eine heiße, trockene Nase, Prickeln in der Nase , niest es oder hat es andere Zeichen eines beginnenden Schnupfens?

• Kann sich mein Kind – klimabedingt – erkältet haben: bei trockenem, kaltem Winterwetter, bei feucht-kaltem Regen- oder Schneewetter, bei relativ milden Temperaturen im Frühling oder im Sommer?

• Gibt es eine andere Ursache für den Schnupfen: Hat sich mein Kind beim Baden in kaltem Wasser erkältet, oder ist es nach Sport und Spiel zu rasch abgekühlt? – Ist es naß geworden?

• Wann und wo verschlimmert sich der Schnupfen? Im Zimmer oder in der kalten Luft? – Am Tag, in der Nacht, morgens oder abends?

• Handelt es sich um einen »trockenen« Schnupfen, um einen »fließenden« Schnupfen oder um einen Schnupfen, der abwechselnd trocken ist und fließt?

• Wie ist das Nasensekret beschaffen: wäßrig, zäh, schleimig-eitrig, mild? – Macht es die Nase wund? – Ist es klar, weißlich, gelb oder gelbgrün?

• Leidet mein Kind außer an Schnupfen an weiteren Beschwerden wie Halsschmerzen (→ Seite 26), Bronchitis (→ Seite 29) oder Husten (→ Seite 29)? Wenn ja, so lesen Sie bitte die betreffenden Abschnitte durch.

• Hat sich die Stimmungslage meines Kindes auffallend verändert? – Ist es vielleicht besonders abweisend oder unleidlich, empfindlich, aufgebracht, mürrisch, weinerlich, anhänglich, liebebedürftig, unruhig oder ängstlich?

• Wie ist die Krankheit bisher verlaufen? – Mit welchen Beschwerden hat die Krankheit begonnen, welche sind erst später aufgetreten?

Die Beschwerden – das passende Mittel

An einem *kalten Tag mit trockener Luft* klagt Ihr Kind darüber, daß es friert. Selbst wenn es schon einige Zeit in der geheizten Wohnung ist, wird ihm nicht warm. Seine Stirn fühlt sich fiebrig an; es hat *großen Durst* und niest häufig. Die Nase ist heiß, innen ist sie geschwollen, was die Atmung behindert. In manchen Fällen beginnt die Nase auch gleich zu »laufen«. Das Kind schneuzt dann ein klares, heißes Sekret ins Taschentuch. Manchmal ist es *ängstlich und unruhig*: Aconitum D 6. Dosierung → Vorschrift 2, Seite 9.

Wie aus heiterem Himmel stellt sich binnen weniger Stunden ein Schnupfen *mit heiß brennender und leicht geröteter Nase* ein. Vielleicht spürt Ihr Kind sogar, wie das Blut in der Nase pocht. Wenn die Nase nicht rasch zu »laufen« anfängt, kommt es zu *Druck im Kopf*, der zu heftigen Kopfschmerzen führen kann. Ihr Kind hat *kaum Durst*. Es wirkt benommen und ist dennoch unruhig; außerdem kann es sehr heftig reagieren: Belladonna D 6. Dosierung → Vorschrift 2, Seite 9.

Ihr Kind reagiert ausgesprochen empfindlich schon auf geringste Kältereize und Feuchtigkeit. Wenn es nur barfuß über eine nasse Wiese läuft, mit nackten Füßen im feuchten Sand spielt oder zu lang auf einem kalten Stein sitzt, ist es hinterher krank. Auch bei feucht-kalter Witterung (Regen, Meeresluft, Schneeluft) oder bei einem plötzlichen Temperatursturz kann Ihr Kind Schnupfen bekommen. Der Schnupfen ist trocken, und besonders draußen, an der Luft, ist es schlimm. Drinnen, in der Wärme, beginnt der Schnupfen zu »fließen«. Manchmal sind zur gleichen Zeit auch die Augen rot entzündet, und es kann zu Halsschmerzen und einem steifen Nacken kommen: Dulcamara D 6. Dosierung → Vorschrift 1, Seite 9.

Besonders *bei feucht-kaltem oder nebligem Wetter* bekommt Ihr Kind leicht einen Schnupfen. Wenn es erhitzt war und danach zu rasch ausgekühlt ist, oder wenn es von einem Regenschauer bis auf die Haut durchnäßt wurde, ist hinterher die Nase verstopft. Nach einiger Zeit wird ein dicker gelblicher Schleim ausgeschieden. Wenn die Entzündung in den Rachen wandert, wird Ihr Kind heiser. Möglicherweise ist es ruheloser und furchtsamer als üblich: Rhus toxicodendron D 12. Dosierung → Vorschrift 1, Seite 9.

Nachts und in kalter Luft ist die Nase von trockenem Schnupfen verstopft; tagsüber und im warmen Zimmer »fließt« der Schnupfen. Meist beginnt die Erkältung bei trockenem, kaltem Wetter mit heftigem Niesen und einem rauhen, kratzenden Gefühl im Hals. Das Kind fröstelt am ganzen Körper, und selbst wenn es in dicke Decken gehüllt ist, wird ihm nicht warm. Gehen Sie im Augenblick behutsam mit ihm um, denn es ist äußerst empfindlich und reagiert deshalb sehr schnell gereizt: Nux vomica D 12. Dosierung → Vorschrift 1, Seite 9.

Sobald Ihr Kind – besonders bei trockenem, kaltem Wetter – an die kalte Luft kommt, muß es niesen. Am Anfang ist das Schnupfensekret wäßrig, dann verdickt es sich und wird gelb. Erkältet sich Ihr Kind, hat es meist ein Kratzen im Hals, oder die Erkältung geht auf Ohren, Rachen oder Bronchien über. Wenn sich der Schnupfen Ihres Kindes zu einer Nebenhöhlen-Entzündung(→ Seite 23) entwickelt: Hepar sulfuris D 12. Dosierung → Vorschrift 1, Seite 9.

Dünner, wäßriger Schnupfen macht Nasenränder und Oberlippe wund. Sie kennen das schon: Bei jedem Wetterwechsel bekommt Ihr Kind wieder »seinen« Schnupfen. Es niest häufig, doch das Gefühl, daß die Nase kitzelt, geht nicht weg und – die Nase bleibt verstopft. Draußen, an der frischen Luft, fühlt es sich gar nicht wohl, denn meist ist ihm kalt, und es sucht an der Heizung und unter Decken nach Wärme. Allgemein neigt Ihr Kind zu Unruhe und Ängstlichkeit. Auch wenn der Schnupfen sich schnell (sogar innerhalb

von 24 Stunden) zu einer Bronchitis entwickelt: Arsenicum album D 12. Dosierung → Vorschrift 1, Seite 9.

Nachts tritt heftiger Schweiß auf, der manchmal übel riecht. Doch wenn Ihr Kind geschwitzt hat, geht es ihm nicht besser (→ *Aconitum*, Seite 21). Daß die Erkältung beginnt, spürt Ihr Kind an der Kälte, die ihm über den Körper kriecht. Der Schnupfen fließt mit reichlichem, grünlich-eitrigem Nasensekret, das die Nasenlöcher wund machen kann und manchmal unangenehm riecht. Ihr Kind reagiert sensibel auf die Temperatur seines Zimmers. Ist ihm zu kalt oder zu warm, so fühlt es sich nicht wohl: Mercurius solubilis D 12. Dosierung → Vorschrift 1, Seite 9.

Wenn Ihr Kind trockene, aufgesprungene Lippen hat und großen Durst auf Wasser, und wenn der Schnupfen sonst ohne besondere Merkmale verläuft, oder wenn zusätzlich Verstopfung auftritt: Bryonia D 6. Dosierung → Vorschrift 1, Seite 9.

Heftig fließender Schnupfen mit wäßrigem Nasensekret wird oft begleitet von Geruchs- und Geschmacksverlust. Ihr Kind salzt das Essen nach (viel Salz auf das Frühstücksei), oder es bevorzugt jetzt Nahrung, die eigentlich schon viel Salz enthält (Schinken, Wurst, Fisch, Salzgebäck). Außerdem ist es auffallend traurig und weinerlich, lehnt Trost und Mitleid jedoch ab und zieht sich zurück: Natrium muriaticum D 12. Dosierung → Vorschrift 2, Seite 9.

Dick und gelb läuft das Schnupfensekret aus der Nase: Nachts ist die Nase eher verstopft, morgens fängt sie an zu »laufen«. Draußen an der frischen Luft fühlt sich das Kind im allgemeinen wohler als drinnen. Hier, im Zimmer, ist die Nase wieder verstopft. Ihr Kind ist weinerlich, es will bei der Mutter sein, und erst wenn alle lieb zu ihm sind, fühlt es sich wohl: Pulsatilla D 12. Dosierung → Vorschrift 1, Seite 9.

Wenn der Schleim dick und gelb oder sogar gelbgrün aus der Nase läuft oder beim Heruntertropfen lange Fäden zieht, oder wenn dicke Schleimpfropfen die Nasenlöcher verstopfen, wenn die Nasenschleimhaut trocken geworden ist und es in der Stirn über der Nasenwurzel unangenehm drückt: Kalium bichromicum D 12. (Schnupfen in dieser Ausprägung entwickelt sich häufig zur Nasen-Nebenhöhlen-Entzündung, → Seite 23) Dosierung → Vorschrift 1, Seite 9.

Die Augen sind gerötet und tränen; aus der Nase läuft wäßriges Sekret, das Nasenlöcher und Oberlippe wund macht. Sobald Ihr Kind an der Luft ist, hört die Nase auf zu »laufen«: Allium cepa D 6. Dosierung → Vorschrift 1, Seite 9.

Die Augen sind gerötet, sie tränen und brennen; das Nasensekret aber ist mild. An der kalten Luft, nachts, oder wenn das Kind sich hinlegt, wird der Schnupfen schlimmer: Euphrasia D 6. Dosierung → Vorschrift 1, Seite 9.

Heftige Kopfschmerzen sind die Folge einer Nasen-Nebenhöhlen-Entzündung: Wenn das Kind beide Hände gegen den Kopf drückt, lindert das die Schmerzen. Es klagt zudem über einen eigenartigen Druck über den Nasenknochen (wie nach dem Tragen einer Brille), oder es hat das Gefühl, es würde an der Nasenwurzel mit einem kalten metallischen Gegenstand berührt; auch der Nasenrücken ist sehr empfindlich gegen Berührung. Das Kind schneuzt dicke Klumpen schmutziggelben Schleims: Cinnabaris D 6. Dosierung → Vorschrift 1, Seite 9.

Bei Nebenhöhlen-Entzündung → auch *Hepar sulfuris D 12*, Seite 25 und *Kalium bichromicum D 12*, oben.

Halsschmerzen und Mandelentzündung

Halsschmerzen mit leichtem oder hohem Fieber (→ Seite 19), trockenem Rachen, in dem es kratzt, sticht oder brennt, entstehen sowohl am Beginn einer Erkältung wie auch in deren Verlauf, wenn sich die Virusinfektion der Nase (Schnupfen) zum Hals hin ausbreitet. Das Kind leidet sehr unter diesen Beschwerden, denn Essen und Trinken, ja sogar das Atmen kann schmerzhaft sein.

Ursache für die Halsschmerzen kann auch die Entzündung der Mandeln sein, die durch Bakterien verursacht wird. Die Mandeln sind Teil unseres Lymphsystems, das zu unserem körpereigenen Abwehrsystem gehört. Als »Abwehrorgane im Hals« stehen die Mandeln sozusagen in »vorderster Front«, weil sie helfen, das Eindringen von infektionsauslösenden Viren und Bakterien in den Körper zu verhindern. Sind die Mandeln entzündet, treten Halsschmerzen, Fieber, aber auch ein Gefühl von »Halsenge« sowie Schluckbeschwerden, Kopfschmerzen und Speichelfluß auf.

Wichtig: Wird eine Mandelentzündung nicht behandelt, kann sie sich zu einer schwereren Erkrankung entwickeln, in deren Verlauf sich weißlich-gelbliche Ablagerungen (Stippchen auf den Mandeloberflächen), Eiterpfröpfe und in seltenen Fällen sogar Mandelabszesse bilden. Die Entzündung kann sich auch auf die Ohren ausbreiten und zu einer Mittelohrentzündung führen. Eine sogenannte »Streptokokken-Angina« (Mandelentzündung, durch eine besondere Bakterienart hervorgerufen) kann, wenn sie nicht vollständig ausgeheilt wird, eine rheumatische Folgeerkrankung des Herzens, der Nieren und der Gelenke verursachen.

Die Behandlung

Ob die Halsschmerzen Ihres Kindes durch eine Rachenschleimhautentzündung oder durch eine Mandelentzündung verursacht werden, ist für die homöopathische Behandlung nicht ausschlaggebend, denn beide Krankheiten werden – bis auf wenige Ausnahmen – mit denselben Arzneien behandelt. Homöopathische Mittel sind hervorragend geeignet, Ihr Kind schnell und sicher von seinen Halsschmerzen zu befreien. Wenn eine Mandelentzündung bereits im Anfangsstadium geheilt wird, oder wenn sie – durch die homöopathische Behandlung – einen harmlosen Verlauf nimmt, kann eine Antibiotika-Therapie umgangen werden. Voraussetzung für eine erfolgreiche homöopathische Behandlung ist jedoch das fachkundige Wissen des Homöopathen. Muten Sie sich also nicht zuviel zu, und behandeln Sie nur die hier beschriebenen einfachen Halsentzündungen selbst.

Wichtig: Bevor Sie mit der Behandlung beginnen, beachten Sie bitte gewissenhaft folgende Hinweise:

Rufen Sie sofort den Arzt:
• Wenn Ihr Kind an Atemnot leidet, oder wenn es starke Schluckbeschwerden hat.
Benachrichtigen Sie den Arzt:
• Wenn Ihr Kind starke Halsschmerzen hat, die mit hohem Fieber (bis 39,5 °C) auftreten.
• Wenn Ihr Kind an chronischen Halsbeschwerden leidet.
Merke: Hat Ihr Kind oft Mandelentzündungen, kann eine homöopathische Behandlung zur Besserung der Konstitution, also für die gesunde Entwicklung Ihres Kindes von großer Bedeutung sein. Sprechen Sie mit Ihrem Homöopathen darüber (→ *Konstitutionsbehandlung*, Seite 10).

Vor der Mittelwahl
Die folgenden Fragen helfen Ihnen, die wichtigsten Beschwerden Ihres Kindes zu erkennen und zu benennen. Beobachten Sie deshalb Ihr Kind

bitte genau, und versuchen Sie, ein möglichst klares *Beschwerdenbild* (→ Seite 7) zu ermitteln, bevor Sie unter den dargestellten Arzneien das passende homöopathische Mittel zur Selbstbehandlung wählen.
• Gibt es eine erkennbare Ursache für die Halsbeschwerden meines Kindes wie feucht-kaltes Wetter, trocken-kalte Witterung, Nordwind, bei dem es sich erkältet haben kann?
• Hat mein Kind Schmerzen beim Schlucken?
• Wie empfindet mein Kind die Schmerzen: Klagt es über brennende, stechende oder kratzende Schmerzen, oder hat es das Gefühl, als sei ein Splitter in seinem Hals?
• Lindern warme Getränke die Schmerzen – oder kalte?
• Schmerzt der gesamte Hals innen oder nur die rechte beziehungsweise die linke Seite?
• Hat sich seine Stimmungslage verändert: Ist es vielleicht besonders ärgerlich, aufgebracht, unruhig, ängstlich oder apathisch?

Die Beschwerden – das passende Mittel

Ihr Kind hat sich bei *trockener, kalter Witterung* erkältet. Jetzt klagt es über Halsweh, und es hat bereits leichtes Fieber. Wenn Sie in seinen Hals schauen, sehen Sie, daß das Innere rot entzündet ist. Das Kind sagt, daß sein Hals trocken ist, prickelt, kitzelt oder brennt oder sich «zusammengezogen» anfühlt. Es hat großen Durst auf kaltes Wasser, doch das Schlucken verursacht ihm heftige Schmerzen. Auch die Mandeln können entzündet und geschwollen sein und dunkelrot aussehen. Ihrem Kind ist unbehaglich, und es wirkt etwas unruhig und verängstigt: Aconitum D 6. Dosierung → Vorschrift 2, Seite 9.

Der Hals fühlt sich heiß und trocken an, doch Ihr Kind hat keinen Durst. Die Augen sind gerötet, das Gesicht ist gerötet, und der Kopf ist heiß. Hände und Füße dagegen sind kalt. Das Kind hat ein ständiges Verlangen zu schlucken, doch das ist sehr schmerzhaft, denn der Hals ist dabei wie zusammengeschnürt. Dieses Gefühl verstärkt sich beim Essen und Trinken. So kann es passieren, daß das, was Ihr Kind zu schlucken versucht, durch die Nase wieder herauskommt. Allgemein neigt Ihr Kind zu heftigen Reaktionen: Belladonna D 6. Dosierung → Vorschrift 2, Seite 9.

Stechende, brennende Schmerzen beim Schlucken sind die auffallendsten Beschwerden Ihres Kindes. Sein Hals ist innen und außen geschwollen. Der Hals innen ist heiß, und Ihr Kind verträgt keinerlei Bestrahlung oder warme Umschläge. Auch in einem überheizten Zimmer hält Ihr Kind es jetzt nicht aus. Kühle Luft oder kalte Getränke dagegen tun ihm gut – trotzdem hat es kaum Durst (→ auch *Belladonna*, oben). Ihr Kind wirkt apathisch und abwesend: Apis D 6. Dosierung → Vorschrift 2, Seite 9.

Die Beschwerden haben wahrscheinlich bei feuchtem Wetter begonnen. *Jetzt muß Ihr Kind ständig schlucken*, denn es hat das Gefühl, als würde sich im Rachen unentwegt Schleim ansammeln. Dazu kommt ein Gefühl, als sei ein Klumpen im Hals; die Mandeln sind geschwollen – vor allem rechts (→ auch *Belladonna*, oben). Beim Schlucken ziehen schießende Schmerzen vom Hals zu den Ohren. Hals und Rachen sind dunkelblaurot verfärbt. Kalte Getränke bessern die Halsschmerzen: Phytolacca D 6. Dosierung → Vorschrift 2, Seite 9.

Heiße Getränke kann Ihr Kind jetzt nicht vertragen, und um den Hals herum darf es nichts einengen! Das haben Sie sicherlich bemerkt, als Sie versuchten, Ihrem Kind einen Schal gegen seine Halsschmerzen umzubinden, oder – besser noch – als Sie ihm ein Glas heiße Milch mit Honig zu trinken gaben. Ihr Kind klagt zudem, daß links im Hals alles schlimmer sei als rechts (die Schmerzen können auch links anfangen und auf die rechte Seite wandern). Ihr Kind hat das Empfinden, als sei der Hals zusammengeschnürt

oder etwas geschwollen. Deshalb muß es ständig schlucken. Morgens, beim Aufwachen, oder allgemein nach dem Schlafen geht es Ihrem Kind besonders schlecht: Lachesis D 12. Dosierung → Vorschrift 2, Seite 9.

Ihr Kind neigt zu Mandelentzündungen und macht in seiner gesamten Entwicklung keine rechten Fortschritte. Sie sind sehr vorsichtig, wenn Sie mit ihm an die frische Luft gehen, denn es hat sich immer wieder gezeigt, daß schon ein wenig feuchte oder kalte Luft Ihrem Kind zusetzt. Es dauert dann einige Tage, bis die Beschwerden ausbrechen. Als erstes zeigen sich Halsschmerzen, dann folgt eine Entzündung der Rachenmandeln. Nicht nur diese Empfindlichkeit gegen Kälte macht Ihnen Sorge. Sie beobachten auch, daß Ihr Kind in seiner körperlich-geistigen Entwicklung mit den anderen Kindern nicht ganz Schritt hält: Barium carbonicum D 12. Dosierung → Vorschrift 1, Seite 9. (→ auch *Konstitutionsbehandlung*, Seite 10.)

Das eigenartige Gefühl, eine Fischgräte im Hals zu haben (oder einen Splitter), quält Ihr Kind. Diese Stiche können bis zum Ohr oder zum Unterkiefer ausstrahlen. Die Schmerzen haben Ihr Kind überempfindlich gemacht, und es will auch aus diesem Grund nicht, daß Sie es am Hals berühren oder seinen Hals gar untersuchen. Statt dessen mag es dick eingepackt sein, weil es sonst sehr schnell friert: Schon wenn eine Hand unter der Decke herausragt, beginnt es zu frösteln. Es ist schnell verärgert und beleidigt: Hepar sulfuris D 12. Dosierung → Vorschrift 1, Seite 9.

Der Atem Ihres Kindes riecht schlecht, und vor allem nachts bricht es häufig in Schweiß aus. Bei jeder Erkältung reagiert Ihr Kind mit Halsschmerzen, die beim Schlucken während der Nacht am schlimmsten sind. Das Kind ist sehr durstig, obwohl ihm ständig Speichel in den Mund läuft – morgens ist sogar das Kopfkissen naß. Die Zunge ist gelb belegt: Mercurius solubilis D 12. Dosierung → Vorschrift 1, Seite 9.

Husten und Bronchitis

Der »einfache« Erkältungshusten tritt als Folge einer Infektion der Rachen- oder Bronchial-schleimhäute auf. Er kann von leichtem Fieber und Schmerzen hinter dem Brustbein begleitet werden und 2 bis 3 Wochen dauern – doch oft sind die Beschwerden innerhalb weniger Tage vorüber. Husten ist aber auch ein Begleit-symptom anderer, wesentlich schwererer Krank-heiten. So kann sich hinter dem Husten auch Krupphusten, Keuchhusten oder eine Lungen-entzündung verbergen.

Hustenauslösende Reizzustände des Atem-traktes finden sich außerdem bei Empfindlichkeit gegen Staub (Allergie), verschmutzter Luft oder Tabakdunst. Wenn ein Kind etwas verschluckt hat, das noch im Hals steckt, kommt es ebenfalls zu Reizhusten.

Hartnäckiger Reizhusten ist auch das Anzei-chen einer akuten Bronchitis – jedoch »fördert« das Kind dabei zusätzlich beträchtliche Mengen von Schleim »zutage«. Dieser Auswurf ist zunächst zäh und glasig, später wird er eitrig.

Die Behandlung

In diesem Kapitel ist nur die Behandlung eines »einfachen« Erkältungshustens und einer akuten Bronchitis beschrieben – denn nur diese beiden Hustenerkrankungen können Sie selbst behan-deln. Chronische, also immer wiederkehrende Reizzustände der Bronchien können zu Herz-schwäche oder Lungenblähung führen.

Wichtig: Wenn Sie die Lage oder Ihre eigenen Fähigkeiten falsch einschätzen, gefährden Sie Ihr Kind. Beachten Sie daher bitte gewissenhaft die folgenden Hinweise, bevor Sie mit der Behand-lung beginnen:

Rufen Sie unverzüglich den Arzt:
• Wenn Ihr Kind unter Atemnot leidet oder bereits einen Erstickungsanfall hat.
• Wenn Ihr Kind ungewöhnlich schnell und geräuschvoll atmet (pfeifend, rasselnd) oder hastig und unregelmäßig.
• Wenn Ihr Kind unter bellendem Husten und heiserer Stimme mit geräuschvoller Atmung leidet (Krupphusten).
• Wenn starke Hustenattacken auftreten, die auf geräuschvolles Einatmen folgen (Keuchhusten).
• Wenn das Fieber über 39 °C steigt und die Atmung schmerzhaft wird (Verdacht auf Lungenentzündung).
• Wenn der Auswurf blutig ist.
• Wenn Heiserkeit und Stimmverlust auftreten.
• Wenn sich das Allgemeinbefinden Ihres Kindes verschlechtert.
• Wenn Sie unsicher sind, was Form und Verlauf der Erkrankung anbelangt.

Vor der Mittelwahl
Die folgenden Fragen helfen Ihnen, die wichtig-sten Beschwerden Ihres Kindes zu erkennen und zu benennen. Beobachten Sie deshalb Ihr Kind bitte genau, und versuchen Sie, ein möglichst klares *Beschwerdenbild* (→ Seite 7) zu ermitteln, bevor Sie unter den dargestellten Arzneien das passende homöopathische Mittel zu seiner Behandlung wählen.
• Kann sich mein Kind – klimabedingt – erkältet haben: bei trockenem, kaltem Winterwetter oder bei feuchtnassem Regen- oder Schneewetter?
• Wann hat mein Kind besonders unter Husten zu leiden: morgens oder abends – tagsüber oder nachts?
• Unter welchen Umständen verschlimmert sich der Husten: im warmen Zimmer oder an der kalten Luft im Freien? – Bei Ruhe oder bei Bewegung? – Im Liegen oder im Sitzen? – Beim Sprechen, Essen oder Trinken?
• Haben warme beziehungsweise kalte Getränke Einfluß auf den Hustenreiz?

• Ist der Husten trocken, oder »fördert« Ihr Kind Schleim »zutage«?

• Wie ist der Schleim beschaffen: glasig, weiß, eitrig, blutig?

• Hat mein Kind Schmerzen, wenn es hustet? – Hält es vielleicht beide Arme beim Husten gegen die Brust gepreßt (um sich durch diesen Druck Erleichterung zu verschaffen)?

• Hat sich die Stimmungslage meines Kindes seit Beginn der Beschwerden – oder kurz vorher – auffallend verändert?

Die Beschwerden – das passende Mittel

Ihr Kind hat sich draußen in der kalten, trockenen Luft oder im kalten Wind erkältet. Jetzt quält es ein ständiger, kurzer, trockener Husten, der mit jedem Atemzug schlimmer zu werden scheint. Der Hals »brennt« vor Trockenheit und fühlt sich innen an, als sei er zusammengeschnürt. Möglicherweise faßt sich Ihr Kind beim Husten jedesmal an den Hals. Abends und nachts verschlimmert sich der Zustand. Ihr Kind hat Durst, kann an Kopfschmerzen leiden und macht einen eher unruhigen, ängstlichen Eindruck auf Sie: Aconitum D 6. Dosierung → Vorschrift 2, Seite 9.

Der Hals ist stark entzündet, »brennt« und reizt zu einem krampfartigen, trockenen Husten, der kratzt und weh tut: Bei heftigen Hustenanfällen kann das Kind unter berstenden Kopfschmerzen leiden. Der Hals schmerzt, als sei er innen »roh«. Ihr Kind hustet bellend und kurz, sein Gesicht ist rot und heiß. Dieser Husten tritt vor allem bei feucht-kalter Witterung auf. Das Kind ist etwas erregt und kann unerwartet heftig reagieren: Belladonna D6. Dosierung → Vorschrift 2, Seite 9.

Beim Husten hält sich Ihr Kind mit beiden Händen den Brustkorb, denn dieser Druck lindert seine Schmerzen, wenn es vom harten, trockenen Husten so richtig geschüttelt wird.

Den Brustkorb empfindet es innen als ganz rauh, und es spürt dort immer wieder Stiche. Es seufzt häufig und versucht immer wieder, tief zu atmen, was ihm jedoch Schmerzen bereitet. Beim Husten hat es Kopfschmerzen, die so stark sind, als »würde es den Kopf in Stücke zerreißen«. Beim Essen und Trinken verschlimmert sich sein Zustand, bei Bewegung werden die Beschwerden schlimmer, und allgemein geht es Ihrem Kind nachts besser als bei Tag. Sein Durst auf kaltes Wasser kann gewaltig sein. Es macht einen sehr reizbaren und »brummigen« Eindruck und möchte am liebsten in Ruhe gelassen werden: Bryonia D 6. Dosierung → Vorschrift 1, Seite 9.

Ihr Kind ist am Hals sehr empfindlich gegen Kälte, vor allem bei trocken-kaltem Wetter wird es rasch heiser, und es entwickelt einen leichten Reizhusten, der sich verschlimmert, sobald es wieder an die frische Luft kommt. Manchmal stellen sich nach Mitternacht oder gegen Morgen besonders heftige Hustenanfälle ein, bei denen auch ein Schleimrasseln zu hören ist: Hepar sulfuris D 12. Dosierung → Vorschrift 1, Seite 9.

Abends und nachts leidet Ihr Kind unter trockenem Husten – morgens löst sich der Schleim. Ihr Kind mag ein kühles Zimmer und viel frische Luft, denn im Warmen wird der Husten schlimmer. Es trinkt kaum; je flacher das Kind im Bett liegt, desto stärker wird sein Husten, doch einige Kissen, in den Rücken geschoben, sorgen für Erleichterung. Wenn Sie nicht ständig um Ihr Kind herum sind, wird es empfindlich und weinerlich: Pulsatilla D 12. Dosierung → Vorschrift 1, Seite 9.

Ihr Kind hat krampfartige Hustenanfälle, bei denen sein Gesicht blaurot anläuft, und sie folgen so dicht aufeinander, daß dem Kind kaum Zeit bleibt, dazwischen zu atmen. Um das Aushusten zu unterstützen, drückt es dabei gegen den Brustkorb. Nachts, besonders nach Mitternacht, ist der Husten am schlimmsten. Während es hustet, kommt dem Kind manchmal der Mageninhalt hoch: Drosera D 6. Dosierung → Vorschrift 2, Seite 9.

Ausgelöst von einem Kitzeln in der Halsgrube kommt es zu krampfartigem, trockenem Husten, den jede noch so kleine Berührung am Hals verschlimmert. Das Kind reagiert jetzt hochempfindlich auf kalte Luft: Es steckt den Kopf unter die Bettdecke, weil die warme Luft den Hustenreiz mindert; es versucht, Nase und Mund ständig bedeckt zu halten, weil es beim Einatmen von kalter Luft das Gefühl hat, der Hals würde brennen oder wund sein: Rumex D 6. Dosierung → Vorschrift 2, Seite 9.

Der Husten sitzt tief, und es hat sich viel Schleim angesammelt, von dem das Kind jedoch nur wenig heraushustet; bei jedem Atemzug des Kindes hören Sie ein feuchtes Rasseln in seiner Brust. Von seinen vergeblichen Versuchen, den Schleim herauszuhusten, ist das Kind sehr erschöpft: Es kann blaß sein und kalten Schweiß auf der Stirn haben. Wenn es zudem über Atemnot, Übelkeit oder Erbrechen klagt, müssen Sie den Arzt verständigen. Bis zu seinem Eintreffen hilft: Ipecacuanha D 6. Dosierung → Vorschrift 2, Seite 9.

Akute Ohrentzündung

Im Anschluß an einen Aufenthalt in kaltem Wind oder in kaltem Wasser kann das Ohr Ihres Kindes gereizt werden, und es kommt zu einer leichten Entzündung und zu Schmerzen. Leichte Ohrenschmerzen ohne Fieber und ohne beeinträchtigtes Allgemeinbefinden können Sie selbst behandeln. Sollte Ihr Kind aber während einer Infektion des Nasen-Rachenraums (Husten, Schnupfen, Mandelentzündung) Ohrenschmerzen bekommen, ist die Wahrscheinlichkeit groß, daß es sich um eine Mittelohrentzündung handelt. Diese Entzündung verursacht heftige, stechende Schmerzen mit Klopfen im Ohr; Fieber, Kopfschmerzen; sogar Schwerhörigkeit kann auftreten. Vom zweiten oder dritten Tag der Entzündung an entsteht im Trommelfell ein

kleines Loch, das später verheilt: Aus ihm läuft anfangs weiße, dann eitrige Flüssigkeit. Die Krankheit dauert etwa 2 bis 3 Wochen, und mitunter kommt es zu Komplikationen oder zu Folgeerkrankungen wie Infektion des Knochenbereichs hinter dem Ohr, Hirnhautentzündung, Hörschäden oder chronische Mittelohrentzündung.

Die Behandlung

Wichtig: Die eben beschriebene Mittelohrentzündung muß in jedem Fall vom Arzt untersucht werden. Dennoch können Sie, bis zum Eintreffen beim Arzt, die Schmerzen mit einem Mittel zu lindern versuchen.

Gehen Sie mit Ihrem Kind zum Arzt:
• Wenn Ihr Kind starke Ohrenschmerzen hat, Fieber und Ausfluß aus den Ohren auftritt.
• Wenn sich während der Behandlung das Befinden Ihres Kindes verschlechtert: Schwäche, Benommenheit, schwere Kopfschmerzen, steifer Nacken.
• Wenn leichte Ohrenschmerzen stärker werden.
• Wenn Ihr Baby sich häufig an die Ohren faßt, am Ohr zieht und reibt.
• Wenn die Haut über den Knochen hinter dem Ohr gerötet und die Stelle berührungsempfindlich ist.
• Wenn sich das Hörvermögen plötzlich deutlich verschlechtert.
• Wenn die Beschwerden trotz Ihrer Behandlung nach 24 Stunden keine klare Besserung zeigen.
Merke: Wenn ihr Kind immer wieder an Mittelohrentzündungen erkrankt, handelt es sich um eine anlagebedingte Schwäche, und die Erkrankung stellt sich – trotz der Behandlung mit Schmerzmitteln, Antibiotika oder Homöopathika oft mehrmals im Jahr ein. Diese Anlage können Sie nicht selbst behandeln, suchen Sie daher bitte den Homöopathen auf, und erkundigen Sie sich nach einer *Konstitutionsbehandlung* (→ Seite 10).

Vor der Mittelwahl
Die folgenden Fragen helfen Ihnen, die wichtigsten Beschwerden Ihres Kindes zu erkennen und zu benennen. Beobachten Sie deshalb Ihr Kind bitte genau, und versuchen Sie ein möglichst klares *Beschwerdenbild* (→ Seite 7) zu ermitteln, bevor Sie unter den dargestellten Arzneien das passende homöopathische Mittel zur Behandlung wählen.

• Gibt es eine klar erkennbare Ursache für die Ohrenschmerzen meines Kindes? – Ist zum Beispiel eine Erkältungskrankheit vorausgegangen, oder hat es sich bei kühlem Wind, einem Windzug, im Fahrtwind, bei feucht-kaltem Wetter oder in trocken-kaltem Wetter erkältet?
• Wie beschreibt das Kind seine Schmerzen?
• Womit kann ich mein Kind beruhigen? – Was lindert die Schmerzen?
• Unter welchen Umständen und wann fühlt es sich besser oder schlechter?
• Leidet mein Kind, außer an Ohrenschmerzen, unter anderen Beschwerden? – Wenn ja, welche?
• Hat sich die Stimmung meines Kindes verändert, seitdem es krank ist?

Die Beschwerden – das passende Mittel

Nachdem sich Ihr Kind im kalten Wind – vor allem im Zug oder im Fahrtwind aufgehalten hatte – hat es jetzt Ohrenschmerzen, die stechen oder pochen und die in der Nacht am heftigsten sind. Das entzündete Ohr kann rot heiß und geschwollen sein: Aconitum D 6. Dosierung → Vorschrift 2, Seite 9.

Ganz plötzlich haben bei Ihrem Kind bohrende, grabende oder klopfende Ohrenschmerzen eingesetzt. Möglicherweise »schießen« diese Schmerzen sogar in den Hals hinunter; die Schmerzen kommen und gehen wie Wellen. Das betroffene Ohr fühlt sich heiß an, es ist gerötet und sehr berührungsempfindlich. Wenn Fieber auftritt, bekommt Ihr Kind einen roten Kopf, und seine Haut fühlt sich feucht und heiß an. Das Kind reagiert jetzt empfindlich auf Berührungen. Auch Geräusche, besonders laute, kann es nicht ertragen: Belladonna D 6. Dosierung → Vorschrift 2, Seite 9.

Kinder, die eher blaß sind und bei einer Entzündung nicht so heftig reagieren wie bei *Belladonna,* → oben, leiden zwar auch an pochenden, scharf stechenden Ohrenschmerzen, doch im Anfangsstadium einer Ohrentzündung empfiehlt sich bei ihnen: Ferrum phosphoricum D 6. Dosierung → Vorschrift 2, Seite 9.

Ihr Kind ist durch die heftigen Schmerzen aufs äußerste gereizt und reagiert jetzt sehr ungebärdig. Es duldet nicht, daß es berührt wird. Es schimpft, schreit und weint wütend. Kleinkinder beruhigen sich erst, wenn sie herumgetragen werden. Achten Sie einmal darauf, ob nicht eine Wange gerötet, die andere aber blaß ist: Chamomilla D 12. Dosierung → Vorschrift 2, Seite 9.

Das Kind reagiert jetzt schnell reizbar und weinerlich, beruhigt sich aber, sobald Sie lieb zu ihm sind, denn es hat einen sanften Charakter und ist anhänglich. Deshalb möchte es auch jetzt am liebsten, daß Sie die ganze Zeit bei ihm bleiben. Die Ohrentzündung entwickelt sich langsam. Wahrscheinlich war Ihr Kind schon einige Tage erkältet, vielleicht hat es auch an einem Hautausschlag gelitten. Nachts sind die Schmerzen am stärksten, zudem hat Ihr Kind dicken gelbgrünlich Ausfluß aus dem Ohr : Pulsatilla D 12. Dosierung → Vorschrift 1, Seite 9.

Schon der geringste kalte Luftzug kann die Ohrenschmerzen Ihres Kindes verschlimmern, und es geht ihm nur besser, wenn es schön warm eingepackt ist. Das Ohr ist jetzt außerordentlich empfindlich – selbst Sie dürfen es nicht mehr berühren. Ihr Kind kann im Augenblick sehr reizbar sein und zeigt Ihnen seine Wut: Hepar sulfuris D 12. Dosierung → Vorschrift 1, Seite 9.

Klassische Kinderkrankheiten

Masern

Masern sind eine ansteckende, von Viren ausgelöste Infektionskrankheit, die durch Tröpfcheninfektion (Niesen, Sprechen, Spucken) oder über die Luft von Mensch zu Mensch übertragen wird. Die »Inkubationszeit« ist beträchtlich – von der Ansteckung bis zu den ersten Krankheitszeichen können 9 bis 11 Tage vergehen. Die ersten Beschwerden, die sich dann einstellen, sind Müdigkeit, Abgeschlagenheit und Appetitlosigkeit. Es folgen Beschwerden wie bei einer heftigen Erkältung: mäßiges bis hohes Fieber (→ Seite 19), trockener Husten, laufende Nase und gerötete, tränende Augen, die auf Licht empfindlich reagieren; außerdem können Kopfschmerzen auftreten. Kleine weißliche Flecken, die auf der Wangenschleimhaut entstehen, sind die ersten deutlichen Zeichen der Masern. Wenn Sie seit dem Beginn des Fiebers täglich die Temperatur gemessen haben, stellen Sie fest, daß sie am zweiten oder dritten Tag etwas abgefallen ist – am vierten oder fünften Tag steigt sie wieder. Mit diesem zweiten Fieberanstieg bildet sich auch der für Masern so typische Hautausschlag: Kleine hellrote Flecken erscheinen zunächst im Gesicht und hinter den Ohren; dann breiten sie sich langsam über den ganzen Körper aus. Dieser Ausschlag wird innerhalb eines Tages braunrot und fließt flächenhaft zusammen. 4 bis 5 Tage nach Beginn des Ausschlages normalisiert sich die Temperatur, und der Ausschlag verblaßt. Merke: Die Ansteckungsgefahr beginnt mit den ersten Krankheitszeichen (Erkältung, Fieber) und endet, wenn sich der Ausschlag bildet. In der Regel erkrankt man nur einmal im Leben an Masern. Seltene Beschwerden, die infolge einer Masernerkrankung auftreten können, sind Bronchitis (→ Seite 29), Mittelohrentzündung (→ Seite 31), Lungenentzündung und Gehirnentzündung (Enzephalitis).

Wichtig: Die Gefahr der Komplikation besteht oft dann, wenn sich der Ausschlag sehr langsam oder ungenügend entwickelt (»nach innen geschlagene Masern«), oder wenn Sie die Krankheit nicht richtig erkennen: Auch bei Röteln beginnt der Ausschlag als rosarote Flecken im Gesicht und hinter den Ohren und breitet sich über den ganzen Körper aus. Im Unterschied zu Masern verfärbt er sich aber nicht rotbraun, und im allgemeinen sind die Beschwerden geringer: Es kommt nur zu mäßig hohem Fieber (etwa 38 °C) und nur zu geringem Schnupfen. Der heute nur noch selten auftretende Scharlach hingegen geht mit hohem Fieber einher und mit dunkelrot geschwollenem Gaumen und Rachen. Da alle drei Infektionskrankheiten manchmal abgeschwächt und »untypisch« verlaufen, kann eine Unterscheidung nur durch den Arzt getroffen werden: Fragen Sie ihn um Rat.

Die Behandlung

Wichtig: Rufen Sie unverzüglich den Arzt:
• Wenn Sie sich nicht sicher sind, was die Art und die Schwere der Erkrankung angeht.
• Wenn Ihr Kind jünger ist als 1 Jahr und an Hautausschlag mit Fieber leidet.
• Wenn die Krankheit nicht komplikationslos verläuft, d. h., wenn außer den oben beschriebenen Krankheitszeichen weitere Beschwerden auftreten wie auffällig starker Husten, auffallende Atemgeräusche oder Ohrenschmerzen.
• Wenn Ihr Kind über schwere Kopfschmerzen klagt, wenn es benommen oder wie abwesend wirkt, oder wenn es erbricht.
• Wenn sich der Ausschlag nur sehr langsam, oder wenn er sich ungenügend entwickelt.
• Wenn Husten und Fieber nicht 5 Tage, nachdem der Ausschlag ausgebrochen ist, zurückgehen.

Vor der Mittelwahl
Die folgenden Fragen helfen Ihnen, die wichtigsten Beschwerden Ihres Kindes zu erkennen und zu benennen. Beobachten Sie deshalb Ihr Kind bitte sehr genau, und versuchen Sie, ein möglichst klares *Beschwerdenbild* (→ Seite 7) zu ermitteln, bevor Sie unter den dargestellten Arzneien das passende homöopathische Mittel zu seiner Behandlung wählen. Sollten im Lauf des Krankheits-/ Genesungsprozesses neue Beschwerden auftreten, wählen Sie – nach derselben Methode – ein zweites Mittel, und setzten Sie das erste ab.

• Handelt es sich bei den Beschwerden meines Kindes um das Anfangsstadium von Masern mit den oben beschriebenen Symptomen (Fieber, laufende Nase, rote Augen, Lichtempfindlichkeit)?
• Wie verläuft die Krankheit: nach überraschendem Beginn heftig – oder eher verhalten?
• Welche Beschwerden sind bei meinem Kind besonders ausgeprägt: Schnupfen, Husten,

Heiserkeit, Brustschmerzen, Kopfschmerzen oder Muskelschmerzen?
• Ist mein Kind jetzt gegen irgend etwas besonders empfindlich? – Was mag es jetzt besonders gern, was bessert sein Befinden?
• Hat sich seine Stimmungslage seit Beginn der Krankheit verändert? – Und wenn ja, wie?

Die Beschwerden – das passende Mittel

Die Erkrankung beginnt überraschend mit heftigsten Beschwerden: Schnell steigt das Fieber – meist nachmittags oder abends – hoch an (39 bis 40 °C, → Seite 19). Die Haut fühlt sich trocken und heiß an und kann brennen oder stechen. Heißes Sekret läuft aus der Nase. Die Augäpfel sind gerötet, die Augen sind sehr lichtempfindlich. Ein trockener Husten stellt sich ein. Ihr Kind ist durstig und verlangt oft nach Wasser. Es wirkt ängstlich und furchtsam. Nachts wirft es sich unruhig hin und her: Aconitum D 6. Dosierung → Vorschrift 2, Seite 9.
   Dramatisch sieht die Erkrankung Ihres Kindes aus: *Intensive Hitze am ganzen Körper – heißes, gerötetes Gesicht, gerötete Augen und kräftig pulsierende Halsschlagadern.* Das Fieber hat plötzlich eingesetzt und kann sehr hoch (bis 39,5 °C) ansteigen. Das Kind klagt über einen trockenen Hals – das Schlucken macht ihm Schwierigkeiten, doch Durst hat es kaum. Wenn es trinkt, verkrampft sich der Hals, und die Flüssigkeit dringt in die Nase. Trockener, krampfhafter Husten kann einsetzen, und häufig treten auch klopfende Kopfschmerzen auf. Das Kind ist benommen, kann aber dennoch nicht schlafen und kommt, je höher das Fieber steigt, in einen eigenartig erregten Zustand: Belladonna D 6. Dosierung → Vorschrift 2, Seite 9.
   Schon seit einigen Tagen fühlt sich Ihr Kind *müde, »schlapp« und benommen.* Die Erkrankung entwickelt sich langsam: Wenn die Nase zu

»laufen« anfängt, macht das Sekret Nasenlöcher und Oberlippe wund. Das Fieber fängt mit Kälteschauern an, die über den Rücken hinauf und hinunter laufen. Das Gesicht wirkt mitunter wie aufgedunsen und kann sich blaurot verfärben. Das Kind kann jetzt manchmal den Kopf kaum heben oder die Augen offen halten – es liegt bewegungslos im Bett. Hin und wieder hustet es heiser und trocken und mit einem wunden Gefühl in der Brust. Manchmal kommen heftige Kopfschmerzen hinzu, die das Leiden vergrößern. Während der ganzen Zeit der Erkrankung verlangt das Kind kaum einmal etwas zu trinken: Gelsemium D 12. Dosierung → Vorschrift 1, Seite 9.

Ausgeprägter Tränenfluß und Entzündung der Augen sind besonders deutlich ausgeprägt. Die Tränen laufen übers Gesicht, und das Kind sieht »verheult« aus (gerötete Augäpfel, geschwollene Umgebung der Augen). Ihr Kind kann jetzt kein helles Licht ertragen. Die Nase »läuft« ständig, doch das Nasensekret ist mild. Es stellt sich ein trockener Husten ein, der mit pochenden Kopfschmerzen einhergehen kann: Euphrasia D 6. Dosierung → Vorschrift 1, Seite 9.

Die Krankheit entwickelt sich langsam, aber mit einem trockenen, hartnäckig schmerzhaften Husten. Das Kind hat sich einige Tage lang unwohl gefühlt und wollte lieber alleine sein. Vielleicht ist Ihnen seine etwas abweisende, mürrische Stimmung aufgefallen. Erstes Krankheitszeichen sind die trockenen Lippen: Ihr Kind entwickelt starken Durst, den es zwar nicht häufig, dafür aber immer mit ganz besonders großen Schlucken stillt. Sobald die Krankheit zum Ausbruch kommt, liegt das Kind ruhig in seinem Bett und vermeidet jede Bewegung, weil sich dadurch die stechenden Schmerzen in der Brust verstärken würden. Beim Husten drückt es jetzt beide Arme gegen den Brustkorb, um so die Schmerzen etwas zu lindern.

Auch der übrige Körper kann schmerzen. Bis jetzt hat sich kein Ausschlag gezeigt, oder er entwickelt sich nur langsam. Verstopfung und Kopfschmerzen können die Masern begleiten: Bryonia D 6. Dosierung → Vorschrift 1, Seite 9.

Wenn die *Erkältungsbeschwerden überwiegen:* Aus der Nase läuft ein milder, dicker Schleim, der gelb oder gelblich-grün sein kann; auch aus den Augen läuft ein mildes Sekret, und morgens wacht Ihr Kind mit dick verklebten Lidern auf. Es hat trockene Lippen und versucht ständig, sie mit der Zunge anzufeuchten. Auch seine Schleimhäute sind trocken – trotzdem hat es kaum Durst.

Nachts leidet Ihr Kind unter trockenem Husten, der sich allerdings morgens oder tagsüber lockert. Auffallend ist, daß Ihr Kind sich stets aufrichtet, um zu husten. Das Zimmer mag es eher kühl, und es fühlt sich wohl, wenn häufig gelüftet wird. Der Masernausschlag entwickelt sich nur langsam, und es kann zu Ohrenschmerzen kommen. Ihr Kind ist etwas weinerlich, und Sie merken, daß es sich besser fühlt, sobald es von Ihnen so richtig umsorgt wird: Pulsatilla D 12. Dosierung → Vorschrift 1, Seite 9.

Röteln

Diese leichte, von einem Virus verursachte Erkrankung verläuft meist ohne Komplikationen mit einem masernähnlichen Ausschlag sowie einem Anschwellen der Lymphknoten am Hinterkopf und hinter den Ohren. 2 Tage, nachdem die Krankheit mit leichtem Fieber und Schnupfen begonnen hat, kommt der Ausschlag heraus: Kleine rosa Flecken erscheinen hinter den Ohren und im Gesicht; von dort breiten sie sich über den ganzen Körper aus.

Wenn der Ausschlag die Beine erreicht hat, klingt er im Gesicht bereits wieder ab. Die Beschwerden, die bei dieser Erkrankung auftreten, sind meist gering. Nur gelegentlich kommt es zu Mittelohrentzündung (→ Seite 31) und Halsentzündung (→ Seite 26). In seltenen Fällen können auf Röteln Krankheiten wie Gelenkentzündung oder Hirnhautentzündung folgen.

Wichtig:
• Beachten Sie die Warnhinweise unter *Masern* (→ Seite 33).
• Schwangere Frauen, die noch nicht an Röteln erkrankt waren, dürfen mit dieser Infektionskrankheit nicht in Berührung kommen, da sie eine Gefahr für das Kind im Mutterleib darstellt (Mißbildungen).
Merke: Wer einmal an Röteln erkrankt war, ist für immer dagegen immun.

Wenn Sie Ihr Kind während der Erkrankung behandeln möchten, obwohl die Beschwerden nur gering sind, entscheiden Sie sich bitte bei plötzlichem Fieberbeginn für Aconitum D 6 (→ Seite 21), bei leichtem Fieber mit unauffälligem Verlauf für Ferrum phosphoricum D 6 (→ Seite 22). Auch Belladonna D 6 (→ Seite 22) und Pulsatilla D 12 (→ Seite 35) kommen für die Behandlung in Frage. Lesen Sie bitte die jeweiligen Mittelbeschreibungen (einschließlich der Dosierungshinweise) auf der angegebenen Seite im Abschnitt »akuter, fieberhafter Infekt« nach.

Windpocken

Die »Windpocken« sind eine Virusinfektion, die ausgesprochen ansteckend ist, also leicht übertragen werden kann – daher auch der Name. Von der Ansteckung bis zum Beginn der ersten Krankheitszeichen vergehen etwa 14 Tage (Inkubationszeit).

Zunächst kommt es zu leichtem Fieber. Am nächsten Tag beginnt – im Gesicht und auf dem Kopf – sich ein Ausschlag von einzelnen, etwa linsengroßen roten Flecken zu entwickeln. Nach wenigen Stunden entstehen daraus Knötchen und

später Bläschen, die stark jucken und schließlich verkrusten. Dieser Ausschlag breitet sich vom Kopf über den ganzen Körper aus. Neben dem entstellenden Ausschlag macht der ausgeprägte Juckreiz den kleinen Patienten sehr zu schaffen (→ *Rhus toxicodendron*, Seite 37). Die Krankheit verläuft unterschiedlich schwer, aber nur in ganz seltenen Fällen kommt es als Folge von Windpocken zu Krankheiten wie Mittelohr- (→ Seite 31), Hirnhaut- oder Nierenentzündung.

Die Behandlung

Obwohl Windpocken meist unproblematisch verlaufen, aber bei der Selbstbehandlung Ihres Kindes kein – noch so geringes – Risiko eingegangen werden darf, beachten Sie bitte gewissenhaft die folgenden Hinweise, bevor Sie mit der Behandlung beginnen.

Wichtig: Rufen Sie unverzüglich den Arzt:
• Wenn im Verlauf der Erkrankung Kopfschmerzen, Krämpfe oder ein steifer Nacken auftreten.
• Wenn die Windpockenbläschen zu eitern beginnen (Infektion).
• Wenn der einfache Krankheitsverlauf durch zusätzliche Beschwerden erschwert wird.
Merke: Ein starker Juckreiz verleitet das Kind immer wieder, sich zu kratzen. Dabei besteht die Gefahr, daß sich die Bläschen entzünden und kleine Narben zurückbleiben (→ *Rhus toxicodendron,* Seite 37).

Die Beschwerden – das passende Mittel

Das Fieber beginnt zu steigen. Ihr Kind ist *auffallend unruhig, ja ängstlich.* Die Haut am ganzen Körper ist heiß, und Ihr Kind hat großen Durst: Aconitum D 6. Dosierung → Vorschrift 2, Seite 9.

Der Körper Ihres Kindes fiebert glühend heiß, er scheint zu dampfen; das Gesicht ist gerötet und die Augen entzündet. Das Blut »pocht« im Kopf, und Kopfschmerzen können auftreten. Das Kind macht einen leicht benommenen Eindruck, ist dabei aber dennoch eigenartig erregt und sehr empfindlich gegen Lärm, Licht und Erschütterungen (zum Beispiel des Bettes). Nachts kann es nicht schlafen: <u>Belladonna D 6</u>. Dosierung → Vorschrift 2, Seite 9.

Seit Ihr Kind Fieber hat, ist es weinerlich, hat aber keinen Durst. Solange es nicht im Bett liegt, hängt es Ihnen buchstäblich »am Rockzipfel«, und es ist quengelig, wenn es sich nicht genügend umsorgt und getröstet fühlt. Ist es im Bett, mag es frische Luft im Krankenzimmer. Nachts fühlt es sich schlecht: <u>Pulsatilla D 12</u>. Dosierung → Vorschrift 1, Seite 9.

Weil seine Haut so juckt und brennt, will Ihr Kind sich immer wieder kratzen (→ *Apis* und *Sulfur*, unten). Ruhelos dreht und wendet es sich im Bett. Auch das Einschlafen fällt ihm schwer, nachts wacht es häufig auf. Wenn die Beschwerden so klar ausgeprägt sind, sollten Sie dieses Mittel geben, sobald deutlich ist, daß Ihr Kind an Windpocken erkrankt ist – es kann helfen, die unangenehmsten Beschwerden zu mindern. Vor allem wird der Juckreiz wesentlich gelindert: <u>Rhus toxicodendron D 12</u>. Dosierung → Vorschrift 1, Seite 9.

Die Augenlider Ihres Kindes sind geschwollen. Die geringste Wärme verschlimmert die Beschwerden, und die Haut juckt heftig. Das Kind hat auffallend wenig Durst,und es wirkt apathisch: <u>Apis D 6</u>. Dosierung → Vorschrift 1, Seite 9.

Sie haben Ihr Kind gewaschen, doch davon hat sich der Juckreiz, unter dem es leidet, verstärkt – obwohl Sie so vorsichtig waren. Die Haut ist trocken, heiß und »brennt«. Immer wieder leidet Ihr Kind an Hitzeschüben. Versuchen Sie dieses Mittel auch dann, wenn bisher nichts das Jucken lindern konnte: <u>Sulfur D 6</u>. Dosierung → Vorschrift 1, Seite 9.

Ihr Kind macht Ihnen Sorgen: Es ist reizbar und recht verdrießlich; es mag nicht, daß Sie es ansehen – es will auch nicht berührt werden. Wenn es Fieber hat, kann ihm so übel werden, daß es erbrechen muß. Die Zunge ist dick weiß belegt. Auch wenn nach der Krankheit Husten und Bronchitis (→ Seite 29) zurückbleiben sollten: <u>Antimonium crudum D 6</u>. Dosierung → Vorschrift 1, Seite 9.

Der Ausschlag entwickelt sich nur zögernd, und Ihr Kind ist benommen und schwach – sein Gesicht ist blaß und fühlt sich schweißnaß an. Immer wieder verlangt Ihr Kind nach einem Schluck kalten Wasser, und es hat Appetit auf saures Obst (zum Beispiel saure Äpfel). Möglicherweise leidet es auch an einem rasselnden Husten: <u>Antimonium tartaricum D 6</u>. Dosierung → Vorschrift 1, Seite 9.

Mumps

Mumps ist eine ansteckende Viruserkrankung, die über direkten Kontakt – meist durch erkrankte oder infizierte Freunde oder Mitschüler – übertragen wird. 2 bis 3 Wochen nach der Ansteckung entzünden sich die Ohrspeicheldrüsen im Kieferwinkel unterhalb der Ohrläppchen: Sie werden berührungsempfindlich und schwellen so an, daß das Ohrläppchen absteht. Fieber setzt ein, das Kauen bereitet Schmerzen. Die Kiefer lassen sich nicht mehr wie gewohnt bewegen – es ist, als seien sie steif. Nach 4 bis 5 Tagen schwellen die Drüsen wieder ab.

Die Behandlung

Bei Mumps kann die homöopathische Behandlung Schmerzen lindern, den Krankheitsverlauf vereinfachen und helfen, Folgekrankheiten zu verhindern.

Wichtig: Es besteht die Gefahr, daß es zu Komplikationen (mit Spätschäden) kommt wie Gehirnhaut-, Bauchspeicheldrüsen- oder Hodenentzündung (Zeugungsunfähigkeit). Beachten Sie bitte gewissenhaft die folgenden Hinweise, bevor Sie mit der Behandlung beginnen:

Wichtig: Rufen Sie unverzüglich den Arzt:
• Wenn Ihr Kind sehr erschöpft ist, wenn es von schweren Kopfschmerzen geplagt wird und über einen steifen Nacken oder Krämpfe klagt.
• Wenn Ihr Kind anfängt, schlecht zu hören.
• Wenn Komplikationen auftreten: Bei Mädchen Schmerzen und Schwellungen im Bereich der Eierstöcke sowie in der Brust, bei Jungen in den Hoden .
• Wenn es zu heftigen Schmerzen im Unterleib oder zu Erbrechen kommt.
• Wenn die Ohrspeicheldrüsen bei Ihrem Kind immer wieder anschwellen.
• Wenn Sie unsicher sind, was die Schwere der Erkrankung und die Begleiterscheinung angeht.

Die Beschwerden – das passende Mittel

Fast unaufhörlich fließen Ihrem Kind *auffallend große Mengen von Speichel* in den Mund. Außerdem schwitzt es heftig: Yaborandi D 6. Dosierung → Vorschrift 1, Seite 9.

Mit innerer Unruhe und hohem Fieber beginnt die Erkrankung, die nach einer Erkältung in kalter Luft oder kaltem Wind eingesetzt haben kann. Das Kind hat großen Durst: Aconitum D 6. Dosierung → Vorschrift 2, Seite 9.

Gleich zu Beginn der Erkrankung sind die Ohrspeicheldrüsen entzündet, und heftige Schmerzen schießen in sie hinein. Häufig ist nur die rechte Ohrspeicheldrüse betroffen. Der Hals ist trocken, und beim Schlucken oder Trinken treten leichte Krämpfe auf; dabei wird die Flüssigkeit in die Nase gepreßt. Das Gesicht ist glühend rot, die

Augen entzündet. Das Kind wirkt geistesabwesend, phantasiert manchmal: Belladonna D 6. Dosierung → Vorschrift 2, Seite 9.

Heftiger Speichelfluß und schlechter Atem sind die herausragenden Beschwerden: Das Kind hat einen faulen Geschmack auf der Zunge. Vor allem nachts schwitzt es intensiv – und auch der Schweiß riecht unangenehm. Die rechte Seite ist besonders geschwollen: Mercurius solubilis D 12. Dosierung → Vorschrift 1, Seite 9.

Die Ohrspeicheldrüsen sind stark geschwollen – besonders die linke Seite ist betroffen. Dem Kind fällt es schwer, den Mund zu öffnen; beim Kauen entstehen knackende Geräusche. Die Zunge ist weiß belegt – bis auf die Zungenspitze, die rot ist. Meistens werden diese Beschwerden von Fieberbläschen auf den Lippen begleitet. Bei feucht-kaltem Wetter verschlimmert sich die Erkrankung: Rhus toxicodendron D 12. Dosierung → Vorschrift 1, Seite 9.

Die Ohrspeicheldrüsen sind steinhart – das auffälligste Merkmal. Das Schlucken bereitet dem Kind Schwierigkeiten, selbst wenn es nur Wasser trinkt, schießen ihm Schmerzen in die Ohren. Der Hals fühlt sich innen rauh und trocken an. Das Kind wirkt unruhig und entkräftet; es hat immer wieder das Bedürfnis, die Zähne fest aufeinander zu beißen. Kälte und Feuchtigkeit bekommen ihm nicht. Wärme dagegen tut ihm gut: Phytolacca D 6. Dosierung → Vorschrift 1, Seite 9.

Die linke Seite ist stark geschwollen, Ihr Kind ist gegen die kleinste Berührung empfindlich und kann nichts am Hals vertragen. Die Schmerzen sind so stark, daß es kaum etwas schlucken kann. Das Gesicht ist gerötet und etwas geschwollen. Warme Getränke bekommen ihm nicht: Lachesis D 12. Dosierung → Vorschrift 1, Seite 9.

Empfindlich, weinerlich und nörgelig ist Ihr Kind. Es sucht Ihre Nähe. Obwohl sein Mund trocken ist, hat es wenig Durst. Es verlangt aber nach viel frischer Luft und fühlt sich tagsüber besser als abends und nachts: Pulsatilla D 12. Dosierung → Vorschrift 1, Seite 9.

Das seelische Gleichgewicht erhalten

Aus dem Abstand des Erwachsenseins oder im Licht romantischer Verklärung erscheinen die Kinderjahre oft als glückliche, sorgenlose Zeit. Doch Kinder leben ebensowenig wie Erwachsene in einem Paradies. Sie erfahren, was es heißt, verlassen zu werden oder eifersüchtig zu sein, gekränkt zu werden und allein zu sein.

Das Erleben von panischer Angst, Furcht und Einsamkeit kann sich der Seele für immer einprägen, es kann zu kurzzeitigen, aber auch zu dauernden seelischen Störungen führen. Kein Kind reagiert wie das andere, und niemand kann sein Kind vor dem Leben schützen, aber Eltern können helfen.

Ein Kind, das sich auch in seinen Schwächen und Nöten angenommen fühlt, wird mit Enttäuschungen, Verletzungen und Niederlagen eher fertig werden, als ein Kind, das man mit seinen Problemen ganz allein läßt: Suchen Sie das Gespräch mit Ihrem Kind.

Versuchen Sie, ein Gespür dafür zu entwickeln, ob Ihr Kind in einer bestimmten Entwicklungsphase steckt, oder ob es bedrückt ist, aggressiv reagiert, ob es übernervös ist und sich nicht mehr konzentrieren kann, und ob es sich von seinen Freunden zurückzieht.

Gehen Sie behutsam und konsequent auf dieses Verhalten ein, und lassen Sie sich weder durch »Boshaftigkeit« und Ablehnung noch durch eine Mauer von Schweigen abschrecken, denn Ihr Kind ist verunsichert und braucht Ihre

Hilfe: Forschen Sie nach den Ursachen, und überlegen Sie auch, ob das Kind nicht Ihr eigenes Verhalten widerspiegelt. Scheuen Sie sich bitte nicht, fachkundige Hilfe in Anspruch zu nehmen – Kindererziehung ist schwierig. Fragen Sie auch einen Homöopathen um Rat, denn er kann mit seiner ganzheitlichen Arzneitherapie auch die seelische Entwicklung des Kindes unterstützen.

Wichtig: Homöopathische Arzneien sind keine Psychopharmaka. Sie machen das Kind nicht künstlich müde oder glücklich. Sie können die körperlichen, seelischen und geistigen Funktionen jedoch harmonisieren. Der Heilerfolg kann sich allerdings nur bei Ursachen einstellen, die im Kind begründet liegen – gegen äußere Umstände, an denen Kinder leiden, gibt es kein »Wundermittel«.

Nachtangst und Schlafstörungen

Wenn Kinder nicht nur Schwierigkeiten haben einzuschlafen, sondern aus dem Schlaf hochschrecken, schreien und sich ängstlich anklammern, wenn sie nicht wissen, wo sie sind, oder wenn sie nicht mehr richtig wachwerden – sind das Zeichen seelischer Unausgeglichenheit und

nervlicher Übererregung oder seelischer Verletzungen. Ursache können unbewältigte Erlebnisse
sein, aber auch organische Fehlentwicklungen.

Die Behandlung

Wenn Ihr Kind an den eben beschriebenen
Zuständen leidet, aber auch wenn Kinder im
Schlaf ihr Bett verlassen, oder wenn sie unter
schrecklichen Alpträumen leiden, ist ihr inneres
Gleichgewicht »aus den Fugen«, und Sie als
Eltern, als geliebte Bezugspersonen, sind auf-
gerufen, die Welt wieder ins Lot zu rücken.

Wichtig: Gehen Sie mit Ihrem Kind zum Arzt:
• Wenn es wegen seiner Schlafstörungen noch
nie vom Arzt untersucht worden ist.
• Wenn außer Schlafstörungen Fieber, Muskel-
krämpfe (Nacken / ganzer Körper) oder Übelkeit beziehungsweise Erbrechen auftreten.
Merke: Die Behandlung von Schlafstörungen
können Sie nur in den hier beschriebenen leichten Fällen selbst vornehmen. Ich empfehle Ihnen,
sich in allen anderen Fällen zunächst an einen
homöopathischen Arzt zu wenden, der in der
Lage ist, die Beschwerden Ihres Kindes eventuell
mit den nebenwirkungsfreien schonenden Arzneien der Homöopathie zu heilen.

Die Beschwerden – das passende Mittel

Obwohl Ihr Kind im Bett liegt, stellt es Ihnen
noch viele Fragen, und erzählt von allem mög-
lichen, so daß Sie merken, daß seine Gedanken
nicht zur Ruhe kommen. Wenn Ihr Kind nicht
einschlafen kann, weil es sehr erregt ist: Coffea
D 12. Dosierung → Vorschrift 2, Seite 9.
   Wenn etwas Ungewöhnliches sich ereignet hat
oder bevorsteht, kann Ihr Kind nicht einschlafen:
 Ambra D 6. Dosierung → Vorschrift 2, Seite 9.

Das Kind will nicht ins Bett. Es will unter
Menschen bleiben, denn es hat Angst, allein zu
sein. Überhaupt hat es gerne Leute um sich
herum und ist dann fröhlich und vergnügt. Ein-
schlafen kann es nur, wenn Licht brennt (→ auch
Stramonium, unten): Phosphorus D 12.
Dosierung → Vorschrift 2, Seite 9.
   Erfüllt mit schrecklicher Angst wacht Ihr Kind
aus dem Schlaf auf und ist lange Zeit nicht mehr
zu beruhigen. Voller Unruhe wirft es sich im Bett
hin und her. Dieses Verhalten kann klare
Ursachen haben wie ein vorhergegangener
Schreck – es kann auch sein, daß Ihr Kind von
unbestimmten Ängsten geplagt wird. Als »Anti-
Furcht- und Schreckmittel« : Aconitum D 6.
Dosierung → Vorschrift 2, Seite 9.
   Nachts hat Ihr Kind Angstzustände: Große
Angst vor dem Alleinsein treibt es aus seinem
Bett in das der Eltern. Dort findet es Ruhe, und
nur in dieser Geborgenheit schläft es wieder ein.
Das wiederholt sich Nacht für Nacht: Arsenicum
album D 12. Dosierung → Vorschrift 2, Seite 9.
   Obwohl es müde ist, findet Ihr Kind abends
keinen Schlaf. Es ist verdrießlicher Stimmung,
quengelt herum, ist reizbar und kann sogar
ausgesprochen unleidlich werden; es ist nicht im
Bett zu halten: Chamomilla D 12. Dosierung
→ Vorschrift 2, Seite 9.
   Ihr Kind ist seit einiger Zeit auffallend
empfindlich, schreckhaft und widerspenstig. Im
Schlaf spricht es, schreit auf und schlägt um sich,
es stöhnt und zerwühlt sein Bett. Manchmal fährt
es auch aus dem Schlaf hoch und scheint Halluzi-
nationen zu haben. Abends kann es nicht einschlafen, obwohl es müde ist: Belladonna D 6.
Dosierung → Vorschrift 2, Seite 9.
   Ihr Kind hat große Angst vor der Dunkelheit –
es kann ohne Licht im Zimmer nicht einschlafen
(→ auch *Phosphorus*, oben). Sein Schlaf ist
unruhig, es wälzt sich hin und her und schreit im
Traum plötzlich auf, ohne wach zu werden:
Stramonium D 12. Dosierung → Vorschrift 2,
Seite 9.

Heimweh

Etwas zurücklassen zu müssen, das einem lieb-
geworden ist, kann kummervoll sein, und wenn
Kinder die Ferien im Kinder- oder Landschul-
heim verbringen, wenn sie einige Tage bei den
Verwandten untergebracht sind, ja selbst, wenn
sie es nur einige Stunden mit einem Babysitter
aushalten sollen, plagt sie oft schon das Heimweh
– die Sehnsucht nach den Eltern, den Geschwi-
stern, den Spielkameraden oder einfach nach der
vertrauten und liebgewordenen Umgebung ihres
Zuhauses.

Die Behandlung

Wenn Kinder ununterbrochen oder immer
wieder (vor allem abends und nachts) an ihrem
Heimweh leiden, helfen Schimpfen und Drohun-
gen nicht. Wenn das Kind auch Ihre liebevolle
Zuwendung nicht annehmen zu können scheint,
da es zu sehr von seinem Schmerz gefangen-
gehalten wird, geben Sie ihm also, bevor Sie der
Situation nicht mehr gewachsen sind, die
passende Arznei. Schon etwa nach 1 Stunde wird
das Kind wesentlich ruhiger sein. Lassen Sie
dennoch nicht nach in der Sorge um das Ihnen
anvertraute Kind!

Zur Vorsorge

Wenn Sie bereits aus Erfahrung wissen, daß Ihr
Kind unter Heimweh leiden wird, können Sie
möglicherweise im voraus seine Arznei bestim-
men. Geben Sie ihm diese Arznei bei längeren
Trennungen von Ihnen oder von seinem Zuhause
jeweils bereits 3 Tage vorher: D 6-Potenzen 3mal
täglich, D 12-Potenzen 1mal täglich 5 Globuli.
Die Einnahme ist dann beendet, wenn sich das
Kind an seine neue Umgebung gewöhnt hat.

Die Beschwerden – das passende Mittel

Empfindsame, leicht erregbare Kinder können,
wenn sie von zu Hause fort sind, plötzlich regel-
recht in Panik geraten. So ein Kind hat dann
nicht einfach Heimweh; es ist vielmehr in Angst
und Schrecken und kaum zu beruhigen: Aconitum D 6. Dosierung → Vorschrift 2, Seite 9.

Das Kind hat auffallend rote Backen. Es will
nicht reden, kann reizbar und eigensinnig werden. Nachts liegt es vor lauter Heimweh schlaf-
los im Bett: Capsicum D 6. Dosierung → Vorschrift 1, Seite 9.

Das Kind wirkt teilnahmslos und ist still in sich
versunken. Es ist sehr bedrückt, hat schlechte
Laune, und es hat auch keine Lust, zu reden oder
etwas zu tun. Auf Ihre freundlichen Fragen gibt
es nur zögernd eine Antwort. Außerdem hat es
kaum Appetit, vielleicht weigert es sich sogar zu
essen: Acidum phosphoricum D 6. Dosierung
→ Vorschrift 1, Seite 9.

Das Kind ist schwierig, wirkt kapriziös, und
nur selten weiß man, »was gerade wieder mit ihm
los ist«. Es hat wechselhafte Stimmungen und ist
mal ausgelassen und fröhlich, dann wieder
scheint es beleidigt zu sein, oder es zieht sich, wie
von stillem Kummer geplagt, in sein Zimmer
zurück. Wenn es Heimweh hat, trägt es das still
mit sich herum, aber an seiner Launenhaftigkeit
oder Zurückgezogenheit merken Sie, daß es
Probleme hat: Ignatia D 12. Dosierung → Vorschrift 1, Seite 9.

Eifersucht

Auch Kinder können eifersüchtig sein. Und es gibt, auch in ihrem jungen Leben, genügend »Grund«: Das neue Geschwisterchen, Freunde der Eltern, Spielkameraden sind Menschen, denen sich die Eltern ebenfalls zuwenden. Wenn ein Kind sich dann nicht mehr genug geliebt fühlt, kann es sich in unerträgliche Launen hineinsteigern, oder aber es zieht sich gekränkt zurück, so daß Sie nicht mehr mit ihm auskommen.

Merke: Manchmal besteht die Eifersucht des Kindes zu Recht – dann sollten Sie sich fragen, ob und warum Sie Ihrem Kind die nötige Zuwendung vorenthalten haben.

Die Behandlung

Manchmal reichen Zuwendung und gute Worte nicht mehr aus, das verschreckte oder schon verhärtete Herz des Kindes wieder zu öffnen – dann können Sie versuchen, dem Kind mit einer homöopathischen Arznei zu helfen. Sie wird seinem Wesen wohltun und es wieder empfänglich machen für neue Eindrücke: So kann es seinen Zorn, seinen Haß und seine Eifersucht vergessen. Wenn Sie nicht weiterwissen, suchen Sie bitte das Gespräch mit einem Homöopathen oder mit Fachleuten, die Ihnen Rat geben können: Pädagogen und Psychologen sowie Mitarbeiter öffentlicher Erziehungsberatungsstellen.

Dosierungsvorschrift: Von D 6-Potenzen werden 3mal täglich, von D 12-Potenzen 1mal täglich 5 Globuli eingenommen. Wenn es nach 3 Wochen zu keiner Besserung gekommen ist, setzen Sie das Mittel bitte ab. Die Einnahme ist beendet bei Beschwerdefreiheit. Sollten während der Einnahme andere Beschwerden auftreten, so setzen Sie das Mittel ab und wenden sich bitte an einen Homöopathen.

Die Beschwerden – das passende Mittel

Ihr Kind ist in seiner Eifersucht apathisch geworden. Es hat zu nichts mehr Lust; es läßt Sie nicht mehr an sich heran, macht »dicht«. Wenn jemand es ärgert, wird es wütend. Seine Stimmung schwankt aber, und es kann auch weinerlich sein. Hitze (warmer Raum, warme Kleidung) verträgt es nur schlecht – sie verschlimmert sein Unbehagen und seine Laune. Manchmal ist Ihr Kind auffallend unruhig und so ungeschickt, daß es immer wieder Sachen fallen läßt: Apis D 6. Dosierung → Vorschrift, linke Spalte.

Wenn Apis D 6 nicht geholfen hat, greifen Sie zu Natrium muriaticum D 12 als zweitem Mittel. Dosierung → Vorschrift, linke Spalte.

Wenn völlig grundlos Eifersucht – meist gegenüber dem anderen Geschlecht – besteht (fragen Sie sich bitte gewissenhaft, ob sie wirklich grundlos ist), kann das Kind »böse« sein und beleidigend reagieren. Ihm ist schnell zu warm, und es kann nichts Beengendes am Hals vertragen; ganz allgemein will es keine beengende Kleidung und ebenso wenig enge Gürtel tragen: Lachesis D 12. Dosierung → Vorschrift, linke Spalte.

Hilflos vor Eifersucht wird das Kind »rasend« vor Wut: Es schlägt, beißt, spuckt um sich und ist ausgesprochen streitsüchtig. Ständig beklagt es sich bei Ihnen, daß die Person, auf die es eifersüchtig ist, ihm unrecht getan und es schlecht behandelt hat: Hyoscyamus D 12. Dosierung → Vorschrift, linke Spalte.

Schulschwierigkeiten

Die Forderungen der Schule an die Kinder sind in unserer Zeit sehr hoch – da kann es geschehen, daß ein Kind teilweise überfordert ist. Nicht jedes Kind reagiert auf diese Situation sofort mit offener Rebellion. Die meisten Kinder sind davon überzeugt, daß sie versagt haben. Sie versuchen, die schlechten Noten vor den Eltern zu verbergen, um sie nicht zu enttäuschen, und sie beginnen, stumm zu leiden. Zeichen einer solchen uneingestandenen Überforderung in der Schule können Konzentrationsschwäche, Müdigkeit, Kopfschmerzen, Verständnisschwäche, Schulangst oder Prüfungsangst sein. Wenn das geschieht, ist gerade von seiten der Eltern viel Verständnis nötig. Folgenschwer wäre es, wenn Sie Ihrer Enttäuschung freien Lauf lassen würden. Vermeiden Sie es, den Leistungsdruck zu erhöhen, und werfen Sie Ihrem Kind keine Charakterschwäche vor. Damit wird ein Kind in seinem Selbstwertgefühl weiter verunsichert, und überdies stärkt solch ein Verhalten bei Ihrem Kind das Gefühl, der Welt der Erwachsenen ganz allein ausgeliefert zu sein. Meist versucht das Kind, sich gegen diese »Übermacht« durch Flucht in eine »Anti-Haltung« zu schützen: gegenüber der Schule oder gegenüber den Eltern. Vergessen Sie bitte auch nicht, daß tiefliegende körperliche oder seelische Probleme Ursachen für die Schulschwierigkeiten sein können.

Die Behandlung

Lassen Sie Ihr Kind von einem Arzt untersuchen! Scheuen Sie sich auch nicht, eine psychologische Beratung (Schulpsychologe) in Anspruch zu nehmen. Sich auf jede erdenkliche Weise um sein Kind zu kümmern, ist eine Stärke – keine Schwäche. Eine Stärke ist es auch, wenn man bereit ist zuzugeben, keinen Rat mehr zu wissen.

Deshalb sollten Sie nur bei sehr einfachen und kurzzeitig auftretenden Beschwerden, wie sie im folgenden beschrieben sind, eine Selbstbehandlung versuchen.

Dosierungsvorschrift: Von D 6-Potenzen werden 3mal täglich, von D 12-Potenzen 1mal täglich 5 Globuli eingenommen. Die Einnahme ist beendet bei Beschwerdefreiheit. Wenn es nach 3 Wochen zu keiner Besserung gekommen ist, setzen Sie das Mittel bitte ab. Auch wenn während der Einnahme andere Beschwerden auftreten, setzen Sie das Mittel ab und wenden sich bitte an einen Homöopathen.

Die Beschwerden – das passende Mittel

Schulangst, Prüfungsangst und Lampenfieber

Ihr Kind weigert sich, in die Schule zu gehen. Seine Furcht vor dem, was es erwartet, ist so groß, daß es die Wohnung nicht verlassen will. Sie spüren, wie aufgeregt Ihr Kind ist und wie groß seine Angst. Auch vor jedem Prüfungstermin ist Ihr Kind so aufgeregt: Hitze steigt ihm ins Gesicht; es wird von Angst und Furcht gequält und findet keine Ruhe. Geben Sie ihm in akuten Fällen: Aconitum D 6. Dosierung → Vorschrift 2, Seite 9.

Dem Kind fehlt es an Selbstvertrauen und an Wirklichkeitssinn: Bei allem erwartet es immer das Schlimmste. Es idealisiert andere Kinder, und es ist der Ansicht, daß »alle anderen« immer alles können, daß »alle anderen besser« sind. Sobald sich ihm die Aufmerksamkeit der anderen zuwendet (beim Vorlesen, beim Referat halten), wallen Wut und Verdruß in ihm hoch. Vor einer wichtigen Verabredung oder vor einer Prüfung kann es sich in seine qualvolle Angst so sehr hineinsteigern, daß es Durchfall oder

Blähungen bekommt: <u>Argentum nitricum</u> D 12. Dosierung → Vorschrift, Seite 43.

Allen Aufgaben und Unternehmungen fiebert Ihr Kind angstvoll entgegen, denn immerzu erwartet es, daß ihm alles mißlingt: So glaubt es, unfähig zu sein, das kommende Referat zu halten, oder es befürchtet jedesmal, durch eine Prüfung zu fallen. Dabei besitzt es gute, manchmal sogar sehr gute geistige Fähigkeiten. Doch da ist ein Gefühl der inneren Schwäche, und tief in ihm sitzt die Angst, den Anforderungen nicht zu genügen. Ermutigen Sie Ihr Kind, seine Erfolge realistisch als Früchte seines Könnens zu sehen. Das Kind ist manchmal überraschend scheu, dann zieht es sich zurück. Ganz allgemein braucht es Menschen, die es ermutigen, und die ihm einen Schubs geben: <u>Lycopodium</u> D 12. Dosierung → Vorschrift, Seite 43.

Ihr Kind ist so aufgeregt, daß es ganz müde und erschöpft ist. Sein Kopf ist wie benommen, und es fürchtet, seine Gedanken nicht mehr zusammenzubringen. Je mehr die Aufregung steigt, um so weicher werden ihm die Knie – schließlich beginnt es innerlich zu zittern. Vor Aufregung läuft es häufig zum Wasserlassen auf die Toilette: <u>Gelsemium</u> D 12. Dosierung → Vorschrift, Seite 43.

Schulkopfschmerzen und Schulmüdigkeit

Die geistige Anstrengung verursacht Ihrem Schulkind Kopfschmerzen: Nach dem Lernen ist es erschöpft, und so entwickelt sich bei ihm nach und nach ein ausgeprägter Widerwille gegen das Lernen. Ihr Kind ist eher ruhelos und immer unterwegs: <u>Calcium phosphoricum</u> D 6. Dosierung → Vorschrift, Seite 43.

Schon morgens beim Aufstehen fühlt sich Ihr Kind schwach. Je mehr »Kopfarbeit« es in der Schule leisten soll, desto schlimmer werden seine Kopfschmerzen: Der Geist Ihres Kindes arbeitet langsam und bedächtig. So hat es keine besondere Vorliebe fürs Nachdenken oder fürs Reden, und es kann sich auch nicht besonders gut konzentrieren. Nach dem Lernen fühlt es sich jedesmal erschöpft und ist wie benommen im Kopf: <u>Acidum phosphoricum</u> D 6. Dosierung → Vorschrift, Seite 43.

Ihr Kind hat kein gutes Gedächtnis: Es macht auffallend viele Fehler beim Schreiben. Jedes Geräusch stört es in der Konzentration. Wenn die Schularbeiten zu anstrengend waren, findet es am Abend keinen Schlaf. Auch körperlich ist es eher schwach, und es schwitzt schnell, sobald es sich anstrengen muß: <u>Kalium phosphoricum</u> D 6. Dosierung → Vorschrift, Seite 43.

Beschwerdenregister

Dieses Register, das eng angelehnt ist an den Aufbau des Buches, hilft Ihnen bei der Wahl des passenden Mittels für die Behandlung Ihres Kindes. Damit Sie das Mittel schneller finden, sind die Beschwerdenkomplexe alphabetisch geordnet; bei großen Komplexen wie *akute fieberhafte Erkältung* sind *Ursachen* und *Begleitumstände* jeweils getrennt ausgewiesen. Die angegebenen Seitenzahlen führen Sie zu den Beschreibungen der Mittel und den Anleitungen im Text. Bitte lesen Sie sich die Beschreibungen in jedem Fall sorgfältig durch – danach erst können Sie das für Ihr Kind passende Mittel sicher auswählen.

Bauchkrämpfe, Blähungskoliken – Begleitumstände
Bauch, aufgeblähter
→ Magnesium phosphoricum, Seite 14
Bewegung verschlimmert die Beschwerden
→ Bryonia, Seite 14
Durst, großer
→ Bryonia, Seite 14
Geschrei, zermürbendes
→ Chamomilla, Seite 14
Tragen beruhigt
→ Chamomilla, Seite 14
Wärme, Druck lindert die Beschwerden
→ Colocynthis, Seite 14
→ Magnesium phosphoricum, Scite 14

Zusammenkrümmen
→ Colocynthis, Seite 14
→ Magnesium phosphoricum, Seite 14

Durchfall – Ursachen
Milchunverträglichkeit
→ Aethusa, Seite 15
Obst, saueres
→ Podophyllum, Seite 15
Wetter, heißes
→ Podophyllum, Seite 15
Zahnen
→ Chamomilla, Seite 15
→ Belladonna, Seite 15
→ Aethusa, Seite 15
→ Podophyllum, Seite 15,
→ Rheum, Seite 15

Durchfall – Begleitumstände
Geruch, säuerlicher
→ Rheum, Seite 15
Stimmung: sehr gereizt
→ Chamomilla, Seite 15
Stimmung: unruhig,
→ Belladonna, Seite 15

Eifersucht
→ Apis, Seite 42
→ Natrium muriaticum, Seite 42
→ Lachesis, Seite 42
→ Hyoscyamus, Seite 42

Erkältung, akute fieberhafte – Begleitumstände
Beschwerden, unauffällige
→ Ferrum phosphoricum, Seite 22
Durst, geringer
→ Belladonna, Seite 22
→ Ferrum phosphoricum, Seite 22
→ Gelsemium, Seite 22
Durst, großer
→ Aconitum, Seite 21
→ Bryonia, Seite 22
Fieberanstieg, heftiger, schneller
→ Aconitum, Seite 21
→ Belladonna, Seite 22
Fieberdelirium
→ Belladonna, Seite 22
Frostschauer
→ Gelsemium, Seite 22

Haut: heiß, trocken
→ Aconitum, Seite 21
Haut: heiß, glühend, feucht
→ Belladonna, Seite 22
Kopfschmerzen
→ Gelsemium, Seite 22
Licht- und Geräuschempfindlichkeit
→ Belladonna, Seite 22
→ Nux vomica, Seite 22
Muskel- und Gelenkschmerzen mit Ruhelosigkeit
→ Rhus toxicodendron, Seite 22
Stimmung: ärgerlich
→ Nux vomica, Seite 22
→ Bryonia, Seite 22
Stimmung: brummig, abweisend
→ Bryonia, Seite 22
Stimmung: erregt
→ Belladonna, Seite 22
Stimmung: nervös, überreizt
→ Nux vomica, Seite 22
Stimmung: unruhig, angstvoll
→ Aconitum, Seite 21
Stimmung: wie benommen
→ Belladonna, Seite 22
→ Gelsemium, Seite 22
Verstopfung
→ Bryonia, Seite 22

**Halsschmerzen und
Mandelentzündung –
Begleitumstände**
Atem, übelriechender
→ Mercurius solubilis,
Seite 28
Beginn, schneller, heftiger
→ Aconitum, Seite 27
→ Belladonna, Seite 28
Durst, fehlender
→ Belladonna, Seite 28
→ Apis, Seite 28
Durst, großer
→ Aconitum, Seite 27
→ Mercurius solubilis,
Seite 28
»etwas« steckt im Hals
→ Hepar sulfuris,
Seite 28
Ohrenschmerzen
→ Phytolacca, Seite 28
Wärme verschlimmert
die Beschwerden
→ Apis, Seite 28
→ Lachesis, Seite 28

Heimweh
→ Aconitum, Seite 41
→ Capsicum, Seite 41
→ Acidum phospho-
ricum, Seite 41
→ Ignatia, Seite 41

**Husten und
Bronchitis –
Begleitumstände**
Aufrichten bessert
→ Pulsatilla, Seite 30
Besserung bei Nacht
→ Pulsatilla, Seite 30
Drücken gegen den
Brustkorb lindert
→ Bryonia, Seite 30
→ Drosera, Seite 30
Erbrechen
→ Ipecacuanha, Seite 31
Hustenanfälle
→ Drosera, Seite 30
→ Rumex, Seite 31

Hustenreiz in kalter Luft
→ Hepar sulfuris,
Seite 30
→ Rumex, Seite 31
Reizhusten,
Kälteempfindlichkeit
→ Hepar sulfuris,
Seite 30
Rasseln, feuchtes
→ Ipecacuanha, Seite 31
Schleim, schwer
auszuhusten
→ Ipecacuanha, Seite 31
Schmerzen im Brustkorb
→ Bryonia, Seite 30

**Masern –
Begleitumstände**
Augenentzündung
→ Euphrasia, Seite 35
Beginn mit heftigem
Fieber
→ Aconitum, Seite 34
→ Belladonna, Seite 34
Benommenheit
→ Gelsemium, Seite 35
Durst, fehlender
→ Gelsemium, Seite 35
→ Pulsatilla, Seite 35
Husten
→ Bryonia, Seite 35
Kälteschauer
→ Gelsemium, Seite 35
Stimmung: weinerlich,
zuwendungsbedürftig
→ Pulsatilla, Seite 35

**Mumps –
Begleitumstände**
Beginn, heftig und
plötzlich
→ Aconitum, Seite 38
→ Belladonna, Seite 38
Knackendes Geräusch
beim Kauen
→ Rhus toxicodendron,
Seite 38
Luft, frische, lindert die
Beschwerden
→ Pulsatilla, Seite 38

Ohrenschmerzen
→ Phytolacca, Seite 38
Ohrspeicheldrüsen links
geschwollen
→ Lachesis, Seite 38
→ Rhus toxicodendron,
Seite 38
Ohrspeicheldrüsen rechts
geschwollen
→ Belladonna, Seite 38
Schweißgeruch, unan
genehmer
→ Mercurius solubilis,
Seite 38
Speichelfluß, schlechter
Atem
→ Mercurius solubilis,
Seite 38
Speichelfluß, starker
→ Yaborandi, Seite 38
Stimmung: weinerlich,
liebebedürftig
→ Pulsatilla, Seite 38
Unverträglichkeit von
warmen Getränken
→ Lachesis, Seite 38

Mundschwämmchen
→ Borax, Seite 17
→ Mercurius solubilis,
Seite 18

**Nachtangst
und Schlafstörungen –
Ursachen**
Angst vor dem Alleinsein
→ Arsenicum album,
Seite 40
→ Phosphorus, Seite 40
Angst vor Dunkelheit
→ Stramonium,
Seite 40
→ Phosphorus, Seite 40
Angst, panische
→ Aconitum, Seite 40
Aufregung
→ Ambra, Seite 40
Gedanken, unruhige
→ Coffea, Seite 40

**Nachtangst
und Schlafstörungen –
Begleitumstände**
bleibt nicht im Bett
→ Arsenicum album,
Seite 40
Einschlafen nur mit Licht
→ Phosphorus, Seite 40
→ Stramonium, Seite 40
Stimmung: empfindlich,
schreckhaft, übererregt
→ Belladonna, Seite 40
Stimmung: verdrießlich,
quengelig,
→ Chamomilla, Seite 40

**Ohrentzündung, akute –
Ursachen**
Wind, kalter; Windzug;
Fahrtwind
→ Aconitum, Seite 32
Kälteempfindlichkeit,
große
→ Hepar sulfuris,
Seite 32

**Ohrentzündung, akute –
Begleitumstände**
Beginn, schneller, heftiger
→ Aconitum, Seite 32
→ Belladonna, Seite 32
→ Ferrum phospho-
ricum, Seite 32
Stimmung: gereizt,
ungebärdig
→ Chamomilla, Seite 32
Stimmung: weinerlich,
reizbar
→ Pulsatilla, Seite 32

Röteln
→ Aconitum, Seite 21
→ Ferrum phospho-
ricum, Seite 22
→ Belladonna, Seite 22
→ Pulsatilla, Seite 35

Säuglingsschnupfen
→ Nux vomica, Seite 18
→ Sambucus, Seite 18

Die Hausapotheke unserer Zeit

GU Homöopathie-Ratgeber:

Werner Stumpf
So hilft Homöopathie bei Erkältung und Grippe
Schnupfen, Husten, Hals- und Mandelentzündung, fieberhafte grippale Infekte homöopathisch behandeln. 48 S., Paperback.

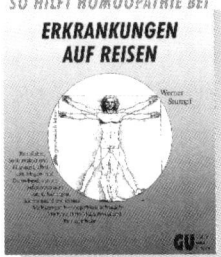

Werner Stumpf
So hilft Homöopathie bei Erkrankungen auf Reisen
Reisefieber, Seekrankheit und Flugangst, Übelkeit, Magen- und Darm-Beschwerden, Schmerzen aller Art, Erkältungen, Sonnenbrand und leichte Verletzungen homöopathisch behandeln. Mit Erste-Hilfe-Maßnahmen und Reiseapotheke. 48 S., Paperback.

Werner Stumpf
So hilft Homöopathie bei Kopfschmerz und Migräne
Kopfschmerz in vielerlei Ausprägung, die häufigsten Migräneformen und Gesichtsneuralgien homöopathisch behandeln. 48 S., Paperback.

Werner Stumpf
So hilft Homöopathie bei Magen- und Darm-Beschwerden
Bauchschmerzen, Völlegefühl und Erbrechen, Blähungen, Durchfall und Verstopfung homöopathisch behandeln. 48 S., Paperback.

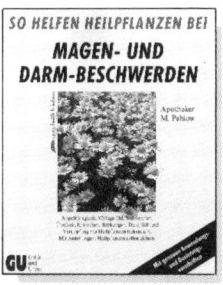

Werner Stumpf
So hilft Homöopathie bei Muskel- und Gelenkschmerzen
Rheumaschmerzen, Nacken- und Schulterschmerzen, Hexenschuß, Ischias und Kreuzschmerzen, Wadenkrämpfe, Muskelkater, Prellungen und Verstauchungen homöopathisch behandeln. 48 S., Paperback.

Werner Stumpf
So hilft Homöopathie bei Nervosität und Schlafstörungen
Nervöse Beschwerden wie Ruhelosigkeit, Herzklopfen und Angstzustände, Schwitzen, Zittern und Atemnot, Einschlafstörungen, Durchschlafstörungen und vorzeitiges Erwachen homöopathisch behandeln. 48 S., Paperback.

Werner Stumpf
So hilft Homöopathie bei Kinderkrankheiten
Unruhe, Erbrechen, Blähungen, Durchfall, Verstopfung, Beschwerden beim Zahnen, Schnupfen, Husten, Hals- und Ohrenschmerzen, Masern, Windpocken, Mumps, Röteln, Bettnässen, Schulangst, Konzentrationsschwäche homöopathisch behandeln. 48 S., Paperback.

GU Heilpflanzen-Ratgeber:

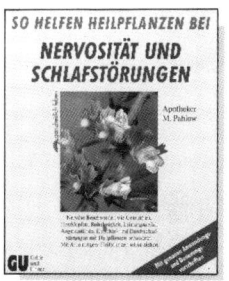

Apotheker M. Pahlow
So helfen Heilpflanzen bei Magen- und Darm-Beschwerden
Appetitlosigkeit, Völlegefühl, Sodbrennen, Übelkeit, Erbrechen, Blähungen, Durchfall und Verstopfung mit Heilpflanzen behandeln. Mit Anleitungen: Heilpflanzen selbst ziehen. 48 S., Paperback.

Apotheker M. Pahlow
So helfen Heilpflanzen bei Blasen- und Nierenbeschwerden
Reizblase, Blasenkatarrh, Bettnässen, Prostatabeschwerden, Nierengrieß, Bakteriurie, Blasen- und Nierenentzündung mit Heilpflanzen behandeln. Empfehlungen für die Blutreinigung. Mit Anleitungen: Heilpflanzen selbst ziehen. 48 S., Paperback.

Apotheker M. Pahlow
So helfen Heilpflanzen bei Erkältung und Grippe
Schnupfen, Husten, Heiserkeit, Halsschmerzen, Stirnhöhlenkatarrh, akute und chronische Bronchitis und Asthma mit Heilpflanzen behandeln. Mit Anleitungen: Heilpflanzen selbst ziehen. 48 S., Paperback.

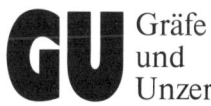

Apotheker M. Pahlow
So helfen Heilpflanzen bei Nervosität und Schlafstörungen
Nervöse Beschwerden wie Gereiztheit, Herzklopfen, Ruhelosigkeit, Leistungsabfall, Angstzustände, Einschlaf- und Durchschlafstörungen mit Heilpflanzen behandeln. Mit Anleitungen: Heilpflanzen selbst ziehen. 48 S., Paperback.

GU Gräfe und Unzer

**Schnupfen und Nasen-
nebenhöhlenentzündung
– Ursachen**
Empfindlichkeit für Kälte
und Nässe
 → Dulcamara, Seite 24
 → Hepar sulfuris,
 Seite 25
 → Arsenicum album,
 Seite 25
 → Mercurius solubilis,
 Seite 25
 → Rhus toxicodendron,
 Seite 25
durchnäßt
 → Rhus toxicodendron,
 Seite 25

**Schnupfen und Nasen-
nebenhöhlenentzündung
– Begleitumstände**
Augen: gerötet, mildes
 Sekret
 → Allium cepa, Seite 26
Augen: gerötet,
 brennendes Sekret
 → Euphrasia, Seite 26
Beginn, schneller,
 heftiger
 → Aconitum, Seite 24
 → Belladonna, Seite 24
Halsschmerzen
 → Rhus toxicodendron,
 Seite 25
 → Nux vomica, Seite 25
 → Hepar sulfuris,
 Seite 25
 → Mercurius solubilis,
 Seite 25
 → Dulcamara, Seite 24
Kopfschmerzen
 → Aconitum, Seite 24
 → Belladonna, Seite 24
 → Bryonia, Seite 25
 → Nux vomica, Seite 25
 → Mercurius solubilis,
 Seite 25
Nase: heiß, gerötet;
 brennt
 → Belladonna, Seite 24

Nase: nachts trocken und
 verstopft
 → Nux vomica, Seite 25
Nebenhöhlenentzündung
 → Hepar sulfuris,
 Seite 25
 → Mercurius solubilis,
 Seite 25
 → Kalium bichromi-
 cum, Seite 26
 → Cinnabaris, Seite 26
Schweiß, übelriechender
 → Mercurius solubilis,
 Seite 25
Stimmung: ängstlich,
 unruhig
 → Aconitum, Seite 24
Stimmung: empfindlich,
 ärgerlich-gereizt
 → Nux vomica, Seite 25
Stimmung: liebebedürftig,
 weinerlich
 → Pulsatilla, Seite 25
Stimmung: traurig, be-
 drückt; zurückgezogen
 → Natrium muria-
 ticum, Seite 25
Verstopfung
 → Bryonia, Seite 25
Wärme, Verlangen nach
 → Nux vomica, Seite 25
 → Arsenicum album,
 Seite 25

Schulschwierigkeiten
Schulangst,Prüfungsangst,
 Lampenfieber
 → Aconitum, Seite 43
 → Argentum nitricum,
 Seite 44
 → Lycopodium,
 Seite 44
 → Gelsemium, Seite 44
Schulkopfschmerzen,
 Schulmüdigkeit
 → Calcium
 phosphoricum, Seite 44
 → Acidum
 phosphoricum, Seite 44
 → Kalium
 phosphoricum, Seite 44

**Speien, Erbrechen,
Milchunverträglichkeit –
Ursachen**
Milchunverträglichkeit
 → Aethusa, Seite 12,
 → Antimonium
 crudum, Seite 12
Reisekrankheit
 → Cocculus, Seite 13
Süßigkeiten,
 Schwerverdauliches
 → Ipecacuanha, Seite 12
 → Antimonium
 crudum, Seite 13

**Speien, Erbrechen,
Milchunverträglichkeit –
Begleitumstände**
bevorzugt Saures
 → Antimonium
 crudum, Seite 13
Erbrochenes: geronnene
 Milch
 → Aethusa, Seite 12,
 → Antimonium
 crudum, Seite 12
Essensverweigerung
 → Antimonium
 crudum, Seite 13
Hunger, gieriger
 → Aethusa, Seite 12
 → Antimonium
 crudum, Seite 12
Stimmung, zurückweisend
 → Antimonium
 crudum, Seite 12
Übelkeit, ständige
 → Ipecacuanha,
 Seite 12
Zunge, ohne Belag
 → Ipecacuanha,
 Seite 12
Zunge, weißbelegte
 → Antimonium
 crudum, Seite 13

**Windpocken –
Begleitumstände**
Augenlider: geschwollen
 → Apis, Seite 37
Ausschlag: spärlich
 → Antimonium
 tartaricum, Seite 37
Beginn, heftig und
 plötzlich
 → Aconitum, Seite 36
Durst: fehlt
 → Pulstilla, Seite 37
 → Apis, Seite 37
 → Belladonna, Seite 37
Haut: juckt, brennt
 → Rhus
 toxicodendron, Seite 37
 → Apis, Seite 37
 → Sulfur, Seite 37
Juckreiz
 → Sulfur, Seite 37
Stimmung: weinerlich,
 liebebedürftig
 → Pulstilla, Seite 37
Stimmung: reizbar,
 verdrießlich
 → Antimonium
 crudum, Seite 37

**Zahnen –
Begleitumstände**
Augenringe, dunkle
 → Cina, Seite 17
Geschrei, unaufhörliches
 → Chamomilla,
 Seite 16
Nasebohren
 → Cina, Seite 17
Nasereiben
 → Cina, Seite 17
Stimmung: empfindlich,
 quengelig
 → Chamomilla,
 Seite 16
Stimmung: unruhig,
 erregt
 → Belladonna, Seite 16